【増補】改訂版

市販薬は成分表示だけ見ればいい

専門家が教える
最新成分から漢方まで
"もっと効く"薬の選び方

登録販売者 岩井浩 著
薬剤師 増田光徳 監修

誠文堂新光社

はじめに

これまでおよそ17年、薬局、ドラッグストアなどで白衣を着て医薬品販売の仕事をしてきました。その間、多くのお客さんと接するなかで、常に思っていたのは「薬を購入する際、ＣＭのイメージや、白衣を着ている人の言うことを一方的に受け入れてしまう人が多いなあ」ということ。

ＣＭは広告ですから、ひたすら商品をよく見せるようにつくられています。もちろん、国が承認した医薬品ですから、特定の効果・効能は認められていますが、それが自分の症状にピッタリなものかどうかは、また別の話になります。また、市販薬の業界に限らず、どんな分野においても、しっかりと勉強を怠らない有能なプロフェッショナルもいれば、不勉強な人もいます。そうした当たり前のことを、あらためて認識していただきたいという気持ちこそが、本書を書かせていただいた最大の動機です。

本書の目的は、自分で選べる程度に薬のキホンを理解していただくこと。そのために、「薬は難しい」「白衣の人はとにかくすごそうだ」などムダに上がっているハードルを下げる意味も含め、「市販薬」や「白衣の人」などについて客観的な事実や情報を書いています。少なくとも本書を読むだけで「まあまあ勉強をしている白衣の人レベル」くらいの知識は得られると思われます。基本的な市販薬の知識があれば、お店にいる白衣の人と話す際の心的ハードルも下がるでしょうし、自分に合った薬や白衣の人を見つけるのにも役立つことでしょう。

本書が、あなたのセルフメディケーション向上に、さらには「誠意と知識を併せ持つ薬のプロとの出会い」にいくばくかでも貢献できましたら幸いです。

登録販売者　**岩井　浩**

〈本書の考え〉

●療養中の方や持病がある方はかかりつけの医療機関で相談しましょう。

現在なんらかの病気などで療養中であったり、慢性的な持病がある方は、市販薬を利用する前に、かかりつけの医師、薬剤師、登録販売者に相談するようにしましょう。

●子ども、授乳中の方および妊娠している、もしくはその可能性がある方は、かかりつけの医療機関などで相談しましょう。

市販薬ではおおよその目安として、乳児は1歳未満、幼児は7歳未満、小児は15歳未満という年齢区分が用いられており、小児以下の子どもについては、医薬品に対する体の生理機能が未発達なことなどから、市販薬の使用について、大人の場合よりも慎重な対応が必要とされています。筆者や監修の増田氏も、店舗に来店された方から小児向けの市販薬の使用に関する質問があれば、随時アドバイスなどを行っています。

こうした状況を踏まえたうえで、本書では基本的に乳幼児（7歳未満）に対する、一般の方の自己診断にもとづいた市販薬の使用を積極的におすすめしていません。もちろん、「乳幼児向けの市販薬は使わない方がいい」ということではなく、「対面での説明ができない情報提供」となる本書の中では、という意味からです。この点は授乳中の方についても同様となります。

また、妊娠している方については、かかりつけの産婦人科医などの意見を最優先にすべきとの考えから、原則、市販薬の使用をおすすめしていません。

乳幼児の保護者の方や、授乳中の方、妊娠されている、もしくはその可能性がある方については、信頼のおける主治医や、薬剤師、登録販売者にお気軽にご相談ください。

医薬品の効果・効能には個人差があります。

医薬品には、強い効きめを現す薬と、比較的おだやかに作用する薬がありますが、効き方には個人差があります。本書は一般的に表示、標榜されている効果・効能を紹介するものであって、薬の効果や再現性を保証するものではなく、著作権者および出版社は一切の責任を負いかねます。

※本書に掲載のデータは2017年12月現在のものです。

今さら聞けない！

医薬用語辞典

本書を活用いただくうえで、押さえておいた方がいいと思われる、薬にまつわる基本的な用語についてご説明します。

医薬品【いやくひん】

おもに病気の治療などを目的として使われる薬。大きく分けて、「医療用医薬品」と「一般用医薬品」があります。市販されている一般用医薬品などは、医師の処方せんがなくても購入できます。医薬品、さらに後述する医薬部外品（薬用）、化粧品はそれぞれ、厚生労働省の専門部会で審議・承認されます。

一般用医薬品【いっぱんようやくひん】

市場に流通している薬で、副作用などによる健康被害のリスクの恐れが高い順に「第1類医薬品」「指定第2類医薬品」「第2類医薬品」「第3類医薬品」の4つにカテゴライズされます。「第2類医薬品」の数字の「2」を丸や四角で囲んでいるのが、「指定第2類医薬品」の表示です。

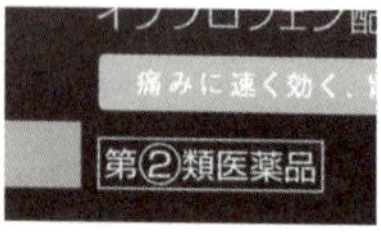

OTC医薬品【おーてぃーしーいやくひん】

医療用医薬品以外の、一般の人が薬局やドラッグストアなどで自ら選んで購入・使用する医薬品で、「市販薬」「大衆薬」などとも呼ばれています。OTCとは、英語の「Over The Counter（オーバー・ザ・カウンター）」の頭文字をとった略語で、対面販売を意味します。OTC医薬品に対して行われる国の承認審査では、有効性に加え、とくに安全性の確保が重視されています。大きく「要指導医薬品」と「一般用医薬品」に分けられます。

要指導医薬品【ようしどういやくひん】

新しくOTC医薬品の分野に入ってきた医薬品で、一定期間が経過していないものなどをいいます。「第1類医薬品」と「要指導医薬品」は、法令の定めにより薬剤師しか販売することができません。要指導医薬品には、「スイッチOTC」と「ダイレクトOTC」と呼ばれるものがあります。

スイッチOTC医薬品【すいっちおーてぃーしーいやくひん】

それまで医師の処方せんが必要な医療用医薬品として

<table>
<tr><th colspan="2">OTC医薬品分類</th><th>対応する専門家</th><th>販売者から消費者への説明</th><th>消費者からの相談への対応</th><th>インターネット、郵便等での販売</th></tr>
<tr><td colspan="2">要指導医薬品</td><td rowspan="2">薬剤師</td><td rowspan="2">書面での情報提供（義務）</td><td rowspan="4">義務</td><td>不可</td></tr>
<tr><td rowspan="3">一般用医薬品</td><td>第1類医薬品</td><td rowspan="3">可</td></tr>
<tr><td>第2類医薬品</td><td rowspan="2">薬剤師または登録販売者</td><td>努力義務</td></tr>
<tr><td>第3類医薬品</td><td>法律上の規定なし</td></tr>
</table>

使用されていましたが、新しく市販薬の分野に移行してきた薬のことです。

ダイレクトOTC医薬品【だいれくとおーてぃーしーいやくひん】

医療用の分野を経ず、直接、市販薬として製品開発された薬のことです。

医薬部外品【いやくぶがいひん】

医薬品よりも人体への作用がおだやかですが、化粧品にはできない医薬品的な効果・効能の表示・標榜が可能な製品のことです。「医薬品と化粧品のあいだ的な位置づけ」のものを指します。

指定医薬部外品【していいやくぶがいひん】

医薬部外品のうち、過去に行われた薬事法（現在の『医薬品医療機器等法』）の改正により、医薬品から医薬部外品に移行した一連の製品をいいます。

例として、コンビニエンスストアなどでも売られるようになったドリンク剤やビタミン剤などがあります。

薬用【やくよう】

化粧品の使用目的を持つ医薬部外品に認められている表示で、薬用化粧品、薬用せっけん、薬用歯みがきなどがあります。

化粧品【けしょうひん】

人の身体について「清潔にする」「美化する」「魅力を増す」「容貌を変える」、あるいは「皮ふや毛髪を健やかに保つ」ために使うことが目的で、人の体に対する作用が、医薬品、医薬部外品よりも緩和なものをいいます。医薬品的な効果・効能を表示・標榜することは一切認められていません。

食品【しょくひん】

食品衛生法、食品安全基本法などの法律で、「医薬品、医薬部外品をのぞくすべての飲食物」と定義されています。つまり、医薬品でも医薬部外品でもない各種サプリメントなどは、すべて「食品」にカテゴライズされます。

食品と医薬品の大きなちがいのひとつに「症状に対する効果・効能の表示が認められているかどうか」があります。なんとなく医薬品的な効果・効能がうたわれているように感じられる「トクホ」（特定保健用食品）も、よくよく見てみると、「脂肪の多い食事をする時などにおすすめの」「歯を丈夫で健康にします」など、保健の効果の範囲にとどまっています。

薬剤師【やくざいし】

厚生労働大臣が認可する国家資格を持ち、すべての医薬品を販売することができます。国家試験を受けるためには、正規の薬学過程を履修できる6年制の薬学部、薬学科などを卒業していることが条件となります。

登録販売者【とうろくはんばいしゃ】

薬剤師以外で、薬局やドラッグストアなどで見かける「白衣を着ている人」の多くが当てはまると考えられます。販売できる医薬品は第2、3類に限られます。登録販売者の資格試験は都道府県の主体で行われ、資格の認定は都道府県知事が行います。平成27年4月に施行された薬事関連の法令改正により、それまで試験を受ける条件として取り決められていた学歴、年齢や経験が一切不問に。つまり、専門の教育課程を経ていなくても、誰でも試験を受けられることになりました。

とはいえ、薬剤師も登録販売者も、勉強し続け仕事を通じて経験を積み、立派な医薬の専門家となっている人もいれば、勉強なんて一切しなくなる人もいます。資格の真価が問われるのは、その取得後なのです。

薬局【やっきょく】

法律で定義づけがなされている医療機関のひとつ。医師の診断にもとづく処方せんなどによって薬剤師が調剤を行う場所であり、併せて要指導医薬品、一般用医薬品などの販売を行うこともできます。扱う処方せんの枚数などによって定められた人数の薬剤師が常駐していなくてはいけない、という決まりもあります。

薬店【やくてん】

法的に明確な定義はありませんが、一般的なイメージと、「薬局」という名称が認可なしに使えないことなどから、法令で定められた「店舗販売業」にあたるケースが多いと考えられます。店舗販売業は、市販薬全般を扱うことが可能です。ただし、要指導医薬品と一般用医薬品の中の第1類医薬品を扱う場合は、規定数の薬剤師を勤務させなくてはなりません。また、薬剤師がいる場合でも、店舗販売業として許可を得ている場合は、調剤を行うことはできません。

ドラッグストア【どらっぐすとあ】

法的に明確な定義はありませんが、日用品も幅広く扱っている店舗に対して使われることが多いようです。薬剤師が常駐し、調剤が可能なドラッグストアもあれば、店舗販売業のドラッグストアもあります。

セルフメディケーション【せるふめでぃけーしょん】

世界保健機関（ＷＨＯ）が「自分自身の健康に責任を持ち、軽度な身体の不調は自分で手当てすること」と定義している取り組みです。こうした考え方を推進していく一助になればというのが、本書刊行の目的のひとつです。国としても近年、年々増加傾向にある国民医療費の削減を狙い、規制緩和に働く薬事法の改正などによってセルフメディケーションの推進を図っています。

もくじ

第7章

まだまだある！

長期化しがちな悩みに効く薬

第8章

実はシャープな効きめアリ

ドラッグストアで買える！漢方薬徹底ガイド

Column
コラム

本書の見方

市販薬
YES or NO

市販薬 YES or NO

本当に市販薬でよいか、医療機関などにかかった方がよいかの判断基準が書かれています。

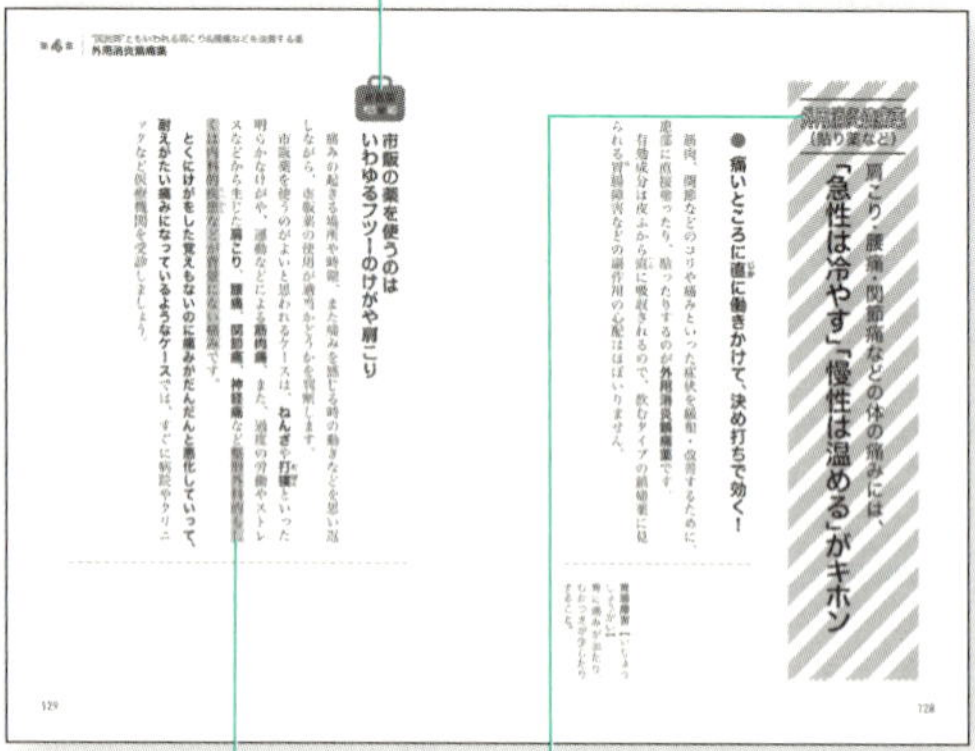

薬のカテゴリ

少し難しい用語もありますが、薬の外箱などに書いてあることがあるので、覚えてみてください。

知っておくとよいことや大事なところは太字やマーカーで示しています。

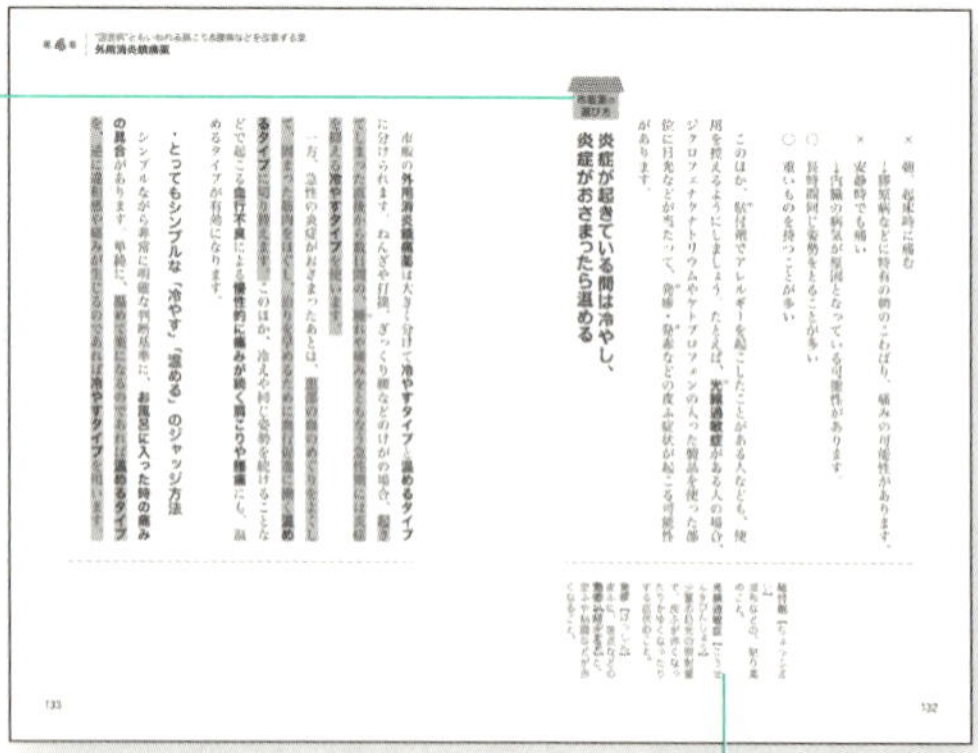

市販薬の
選び方

市販薬の選び方

実際にどんな商品を選べばよいか、選び方のポイントをまとめています。

注釈

専門用語や耳慣れない言葉などを解説しています。

第1章

市販薬をめぐる7つの真実

お店で薬を選ぶ前にコレだけは知っておくべき!

市販薬と、それらを販売するドラッグストア等の意外な真実が明らかに!　おなじみのドラッグストアの見方が変わるかも!?

ムダなハードルが「ググッ！」と下がれば自分に合った薬が選べるようになる！

「自分にピッタリの薬を選ぼう！」「そのために薬の成分と効果などを知ろう」、そんな内容の本書ですが、「本当に素人でも大丈夫？」と思う方もいるでしょう。そうした心理が働くのは、薬の種類の多さや難しい成分名などに加え、国家資格などを持つ薬のプロが扱うべきものだから、という気持ちがあるからかもしれません。

普段、買い物に行っているだけでは見えてこない、ドラッグストアや、そこで働く人たちについて、現場で私が見て、体験してきた話を、ありのままにお伝えしましょう。

真実 1

白衣のプレッシャーに惑わされることなかれ！

まずは**白衣を着た人たちの実態**について触れておきます。医薬の世界になじみのない人にとって白衣は、「医薬の専門家の証」という感じで結構なインパクトと威圧感があるのではないでしょうか。実際、「白衣高血圧」※なんていう症状もあるくらいですし。

現在、法令☆の関係上、ドラッグストア等で白衣を着ているのは、**薬剤師**※もしくは**登録販売者**※という資格者と思われます。いずれも試験に合格しているので、医薬知識がゼロの人はいませんが、「薬の専門家」と呼ぶには、勉強不足な人があまりにも多いというのが、経験上、正直なところです。

同じ白衣の医薬品管理者でも、医師が処方する医療用医薬品を扱う調剤薬局の薬剤師さんは「薬の専門家」が多いのに、なぜ市販薬分野の白衣さんは勉強しない人が多いのか？　理由は「あまり薬のことを

白衣高血圧【はくいこうけつあつ】自宅で測るとなんともないのに、病院で測定すると高血圧になってしまう状態。病院という慣れない環境や白衣を着ている人を前に緊張してしまうのが大きな要因とされる。

【☆】「医薬品、医療機器等の品質、有効性及び安全性の確保等に関する法律施行規則」という法令の第15条「薬局における従事者の区別等」で規定されています。

薬剤師【やくざいし】→P.9参照。

登録販売者【とうろくはんばいしゃ】→P.9参照。

知らなくてもなんとかなる」からでしょう。2015年から登録販売者の受験資格が**「学歴・経験不問」**となったことも、今後、何かしらの影響が出るにちがいありません。

そもそも市販される一般用医薬品[※]は、**消費者が自らの判断で使用**するものであり、とくに安全性の確保を重視しています。このため、医療用医薬品に比べて新たに承認される市販向けの薬効成分の種類は少なく、結果、既存の成分をベースにしたあまり目新しさのない新商品が増える傾向にあります。また、安全性重視という点では、重大な副作用が出るケースも、医療用医薬品に比べればかなりレアです。

真実 2

体感「この人ホントに薬剤師?率」98%以上の現実

市販薬業界のヒエラルキー[※]において、頂点に君臨する薬剤師。あるドラッグストアの薬剤師の初任給は30万円。一方、厚生労働省が公表している平成24年度の大卒初任給が約20万円。ドラッグストアがいか

一般用医薬品【いっぱんよういやくひん】
↓P.6参照。

ヒエラルキー【ひえらるきー】
ピラミッド形に上下に序列化された組織体のこと。

に薬剤師を必要とし、過剰なまでに保護しているかがおわかりいただけるかと思います。

そんなふうに、若いころから高給・高待遇で、毎日「先生」と呼ばれちやほやされる日々を過ごし、他の医薬の職場に比べて薬剤の知識不足が大きな問題となりにくい市販薬業界に居続ければ、慢心が出てくることは想像にかたくありません。メーカー勤務や調剤薬局などに勤める薬剤師に比べ、市販薬の分野に不勉強な薬剤師が多いのは、構造的にいたし方ないことなのかもしれません。

私がこれまでのドラッグストア勤務で出会った薬剤師は、ざっと数えて２００人以上。そのうち、「この人こそ薬のプロだ！」と思えた方は、４人。残りのほとんどの薬剤師が、その地位にあぐらをかいていると思えてならないのです。

少なくとも、**ドラッグストア等の白衣の人を妄信してはいけない、**ということは、声を大にして言いたいです。

真実
3

デキる〝白衣〟は知っている！「お客さんが欲しいのは薬ではない」ことを

ドラッグストア等の白衣の人の多くが、薬のプロの資格を持つ割には不勉強で、なかには、その地位にあぐらをかいているということが明らかに見てとれる人もいる反面、「これぞ薬剤師、登録販売者」という人だってもちろん存在します。

そのひとり、今回この本の監修をされている増田先生は、「薬剤師の仕事」について次のように話してくれました。

「あくまで個人的な意見ですが、薬剤師の一番大切な仕事はカウンセリング※だと思うんです。そもそも、お客様はなぜドラッグストアで薬を買うのでしょう？　薬が欲しいから、ではないですよね。本心は『不安を取り除いてほしい』のであって、薬を選ぶことは単なる一手段に過ぎません。ときには、薬の説明をするより、親身に話を聞いて

カウンセリング【かうんせりんぐ】
個人が抱える悩みや不安などを取り除いたり和らげることを目的として、専門的な視点・観点から会話や助言、提言など、問題の解決に向けた手助けをすること。

あげることの方が大切なケースもあるでしょう。また、薬の説明をする時でも、あれもこれも、ではなく、その人にとって本当に必要な情報だけに絞ることも重要です。そうしたことの結果として、症状の緩和・改善の先にある『お客様の生活を向上させることのできる人』が、いい薬屋さんなのではと思っています」

まさにそのとおりだと思います。ただ、こう言えるのは、増田先生が「真の薬のプロ」だから。医薬知識の乏しい人が「薬選びなんて単なる手段。真の目的はね」などと言っても、説得力がありませんし、本当に必要な情報が何かもわからないでしょう。むろん、その先の「不安を取り除くカウンセリング」なんてとてもとても、なわけです。

真実4 やっぱり商売だから「売りたい薬がある！」

ドラッグストア等のカウンターでお客さんの話を聞き、「でしたら、こちらがいいですよ」とすすめる商品。それは、白衣を着た薬のプロがしっかりあなたの症状を聞いたうえでの〝一番イイ薬〟です。が……その「イイ」は、果たして「あなたにとって」なのでしょうか？

実はほとんどのドラッグストアには**「推売品」「推奨品」**などと呼ばれる利益率の高い**「推して売りたい特定の商品」**があります。ぶっちゃけた話、ドラッグストアは営利を求める企業。過熱する価格競争で下がった売り上げを補うためにも利益確保は重要です。

通常、推売品は「かぜ薬ならコレ」「胃腸薬ならコレとコレ」と、効能別に1〜数品で、より多くの人に買ってもらえるよう、価格設定が他の有名メーカー品よりも低めで、広く一般的な症状に合う薬、たとえば、かぜ薬なら総合感冒薬※、などが選ばれるケースが多いです。

そこで、「まぁ効かなくはないから」と、ほとんどのお客さんに推売品を出してしまう白衣さんも……。お客さんの症状にもっと合う薬があるにもかかわらず。

ただ、推売品自体は、法令にのっとって製造された医薬品であり、

総合感冒薬【そうごうかんぼうやく】
かぜのおもな症状を広くカバーするべく、さまざまな有効成分が配合されたかぜ薬のこと。

低価格での提供もプライベートブランド戦略やメーカーとの交渉による企業努力の賜物。また、店の柱にしたい商品だけに、リピート購入も見込めるよう効果の面も十分考えられています。

本書で成分を調べて自分の症状に合うものであれば、試してみるのもひとつの手でしょう。

真実5 お店の薬と病院の薬のちがいとは？

私たちが薬を手に入れる方法は大きく分けて2種類。ひとつは、病院やクリニックで医師の診察を受けて処方してもらう**医療用医薬品**と呼ばれるもの、もうひとつは、ドラッグストアなどで自ら購入できる**一般用医薬品**です。両者のちがいですが、大きな特徴のひとつに医療用医薬品の方が作用が強いものが多いという点があります。「作用は強いがリスクもアップ」する医療用医薬品は、医師などが診断したうえでしか処方できません。

また、医療用、一般用で同じ成分が使われている場合は、一部の製品で、医療用には一般用の倍量の成分が配合されています。「じゃあ市販薬を倍飲めば医療用と同じ効きめ？」と思うかもしれませんが、効果が上がるということは副作用※も増加し、さらに、服用量が増えると、他の薬との飲み合わせや持病との関連にも影響が出る可能性があるため、**必ず用法・用量を守って服用しなければなりません。**

真実 6

資格者が思う「また来て欲しいお客さん」とは？

カウンターで白衣の人と親しげに話している常連さん的な方は、どのお店にもいると思われます。販売の立場からすると、まったく知らないお客さんよりはその方に対して得られる情報が多い分、より適した薬をおすすめできますし、お店や薬、健康に関するお得な情報をお伝えすることができます。

では、**得する常連さん**は一体どういう人なのでしょうか？　頻繁に

副作用【ふくさよう】医薬品に期待される作用以外に現れる作用のこと。使用者の不利益となる、薬による影響のこと。

来る人？ たくさん買ってくれる人？ というよりも、**「普段からの健康管理にドラッグストア等を利用してくれる人」**ではないかと思います。そうした人は自らも情報収集するなど意識が高く、こちらも刺激を受けます。

お客さんの意識もそうですが、対応する「白衣さんの力量」も重要なポイント。それを見極めるための一手段として、本書が少しでもお役に立てればうれしいです。

真実7

治すための選択肢は「薬」だけではない

個人的な見解かもしれませんが、「薬を売るだけが薬屋の仕事ではない」と思っています。たとえば、通常、かぜは、薬を飲んでいれば、2〜3日で症状はよくなっていくものです。しかし、薬を飲まずに2〜3日寝ていた場合でもやはり症状はよくなっていくもので、「ちゃんと休息のとれる環境を整えること」が第一なわけです。

市販薬の多くは病気自体は治せず、現れている症状の緩和・改善がおもな目的。実際に治しているのは、体が本来持っている免疫力※などの**自然治癒力**です。この力を最大限発揮させるには、全身を休ませることが大変効果的と思われます。

とはいえ、仕事に、家事に忙しい身であれば、そうそう休んではいられない、だから薬を使うのですが、心にとめておいていただきたいのは、あなたの体が起こすすべてのことは、基本的にあなたのためになっているということ。くわしくは本書の「せっかくの熱をムダにしないために」（42ページ参照）、「下痢《げり》は体を守ってる!!」（126ページ参照）などをご覧いただければと思いますが、病気やけがを治すためには、あえて薬に頼らないこともひとつの手段となるのです。

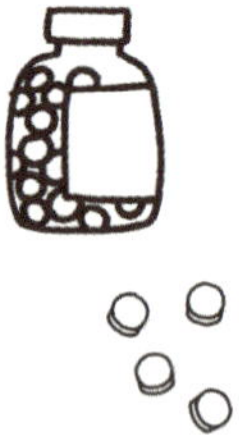

免疫力【めんえきりょく】体にとって異物となるものを排除するなど、体を守るために働く力のこと。

第2章

かぜの諸症状にまつわる薬

充実すぎるラインナップで、もはやカオス！

頭痛、かぜの諸症状、花粉症などに効く薬は、種類が豊富でリピートしがちな薬群。自分に合った薬を知っておいて損はナシ！

解熱鎮痛薬《げねつちんつうやく》
（頭痛薬）

歯痛、生理痛、発熱、のどの炎症など

いわゆる「頭痛薬」は病気やけがの熱や痛みに幅広く有効

熱や痛みに「ありがとう」の気持ちを

つらい発熱や悩ましい頭痛に、「何がありがとう？」と思われるでしょうか？　しかしながら**痛み**、**発熱**というのは、病気やけがに対して体が発してくれる警告であり、防御機能のひとつです。まれに、一切痛みを感じない無痛症という病気の方がいますが、痛みがないから加減がわからず、ねんざ・骨折をくり返したり、幼少期には目をこすっているだけで失明してしまうことも（！）。私たちは痛みや熱を感じられることで多くの危機を乗り越えているといえます。また、かぜをひくなど細菌やウイルスに感染した場合に熱が出るのは、体の中に侵入した異物に対して、免疫機能※が一番働きやすい温度に体温を調節する体の働きによるものです。

服用は基本的に「症状がある時」だけ

病気になったり、けがをすると、体の中で**プロスタグランジン**というホルモンに似た物質がどんどんつくり出されます。これが**痛みの感覚を増幅**したり、**体温の上昇**、**炎症の発生**などにかかわっていたりします。多くの解熱鎮痛薬《げねつちんつうやく》は、このプロスタグランジンがつくられるのを抑える働きによって、熱や痛み、炎症などの症状を緩和・改善します。つまり、市販されている解熱鎮痛薬は基本的には症状を抑えるだけの**対症療法**の薬なので、頓服※が原則であり、連用※は避けるようにします。

免疫機能【めんえききのう】
体にとって異物と判断したものを排除しようとする体の防御機能のこと。ある特定の病原体に感染して回復すると、それ以降は同じ病気にかからなくなるのはこの機能によるもの。

頓服【とんぷく】
症状がある時のみ服用すること。

連用【れんよう】
何日も朝・昼・晩と使い続けること。

市販薬 YES or NO

すべての熱・痛みに効くわけではない！

以下のような症状の場合は、すみやかに医院やクリニックを受診するようにしましょう。

■発熱が1週間以上続いている。息苦しさがある。激しい腹痛や下痢《げり》などの症状や排尿時の不快感、発疹※やかゆみなどの皮ふ症状をともなっている

↓なんらかの感染症、あるいはその他重篤《じゅうとく》な病気の可能性があります。

■歩いている時や歩き終わったあとにひざ関節に痛みがある。関節が腫《は》れて熱症状が強い。起床の際、関節に強いこわばりを感じる

↓関節リウマチ、痛風、変形性関節炎などの病気が疑われます。

■月経痛が毎回悪化していく

発疹【ほっしん】
皮ふに、斑点などの変化が起きること。

↓子宮内膜症等の可能性があります。

■これまでに経験のない突発的な激しい頭痛がある。24時間以上継続して頭痛が頻発する。市販薬を服用しても頭痛がおさまらない。手足のしびれや意識障害※などをともなう

↓なんらかの脳に関する異常やくも膜下出血など生命にかかわる重大な病気の可能性があります。

■解熱鎮痛薬を飲んで発疹やかゆみ、ぜんそくなどの症状を起こしたことがある

↓同様の症状が起きる恐れがあります。

市販薬の選び方

解熱鎮痛薬は、いわゆる「頭痛薬」のこと

解熱鎮痛薬というよりも、一般の方には**「頭痛薬」**という方がピンとくるのではないでしょうか？　それくらい、慢性の頭痛に用いられることが多い解熱鎮痛薬ですが、ここでは配合成分ごとに、効果や用

意識障害【いしきしょうがい】
意識の覚醒度や思考力、判断力、記憶力などが低下した状態のこと。昏睡、もうろう、錯乱など、さまざまな段階に区分される。

いる際の注意事項、各有効成分が配合されている商品などを紹介していきます。

市販の解熱鎮痛薬に含まれるおもな有効成分とその働き

・解熱鎮痛成分

プロピオン酸系…**炎症を抑える効果がとくに高い**

● イブプロフェン　● ロキソプロフェンナトリウム水和物

この系統の成分は、痛みや熱を大きくする**プロスタグランジン**の合成を阻害することで効果を発揮します。とくに**抗炎症作用**※に優れていることから、**嚥下痛**※や歯痛などの強い痛みの緩和・解消にも有効なケースが多く見られます。また、解熱鎮痛薬の副作用として起きやすい

抗炎症作用【こうえんしょうさよう】痛みや熱の原因となる炎症を抑える働き。

嚥下痛【えんげつう】飲食物や唾《だ》液を飲み込むだけでズキンとくる痛み。

胃腸障害※も、比較的現れにくいとされています。服用については、市販薬では15歳未満は不可となっており、高齢の方なども慎重に用いることが望ましいでしょう。

イブプロフェンは熱、痛み、炎症を抑える効果のいずれもが**アスピリン**(36ページ参照)よりも優れており、とくに熱や痛みよりも炎症を抑える効果が高いのが特徴となります。効果は飲んでから1~2時間ほどで現れ、3~6時間持続するとされています。イブプロフェンが含まれるおもな製品には、**『イブクイック頭痛薬』**(エスエス製薬)、**『リングルアイビーα200』**(佐藤製薬)などがあります。

一方、解熱・鎮痛・抗炎症のいずれにもバランスよく高い効果を発揮する**ロキソプロフェンナトリウム水和物**は、今の時点において、ドラッグストアなどで買える薬の中ではもっとも痛みや炎症を抑える効果が高い成分といえます。この成分が入っている製品は**第1類医薬品**に分類されるため、買いたい時は薬剤師のいるドラッグストアなどで、直接、薬剤師から購入します。ロキソプロフェンナトリウム水和物を

胃腸障害【いちょうしょうがい】
胃に痛みが出たり、むかつきが生じたりすること。

配合した製品には『ロキソニンS』（第一三共ヘルスケア）などがあります。

サリチル酸系…頭痛薬のスタンダード

● アスピリン（アセチルサリチル酸）
● エテンザミド

サリチル酸系が痛みや熱に効くメカニズムは、**プロスタグランジンの合成阻害**に加え、**体温の調節や痛みにかかわる中枢神経**※**への作用**という二枚看板。しかしながら、作用は**プロピオン酸系**よりも弱く、炎症を抑える効果も低いので、強い痛みには向かないといえます。副作用として胃腸障害があるため、『バファリンA』（ライオン）のように、胃の粘膜を保護する成分、**合成ヒドロタルサイト**※を配合している製品もあります。

アスピリン（アセチルサリチル酸）を含むおもな製品には『バファ

中枢神経【ちゅうすうしんけい】
脳と脊髄《せきずい》からなり、神経系の働きの中枢を担っている部分。P.37のイラストも参照。

合成ヒドロタルサイト【ごうせいひどろたるさいと】
胃酸を抑える成分のひとつ。P.95も参照。

リンA』（ライオン）、**『バイエルアスピリン』**（佐藤製薬）などがあります。

エテンザミドはアスピリンに比べて胃腸障害が少ないとされているほか、アセトアミノフェン、カフェインとの併用による※**ACE処方**で相乗効果を発揮します。エテンザミドを含むおもな製品には**『ナロンエースT』**（大

中枢神経

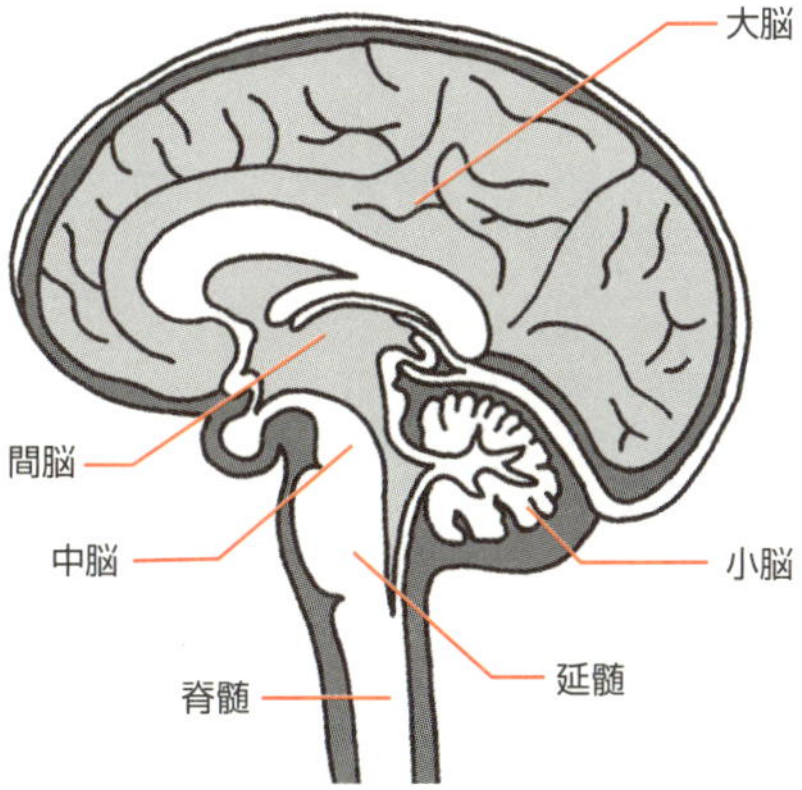

脳と脊髄を合わせて中枢神経と呼ぶ

ACE処方【えーしーいーしょほう】「アセトアミノフェン（Acetaminophen）」、「カフェイン（Caffeine）」、「エテンザミド（Ethenzamide）」を組み合わせた処方のこと。それぞれの頭文字をとって、このように呼ばれる。

正製薬）、『ノーシン』（アラクス）、『新セデス錠』（塩野義製薬）などがあり、このうち「ノーシン」「新セデス錠」はＡＣＥ処方となっています。

ピリン系…痛みに優れた効果を持つ

● イソプロピルアンチピリン

サリチル酸系※と同様にプロスタグランジンの合成を阻害するのがメインですが、より中枢神経※に作用し、即効性の高い、強い解熱・鎮痛作用を現します。抗炎症作用※は弱いですが、胃腸障害※の心配も比較的低く、他の解熱・鎮痛・抗炎症成分と配合することでより効果が発揮されます。

同成分を含む製品には『サリドンWi』（第一三共ヘルスケア）、『セデス・ハイ』（塩野義製薬）などがあります。

サリチル酸系【さりちるさんけい】↓P.36参照。

中枢神経【ちゅうすうしんけい】↓P.36参照。

抗炎症作用【こうえんしょうさよう】↓P.34参照。

胃腸障害【いちょうしょうがい】↓P.35参照。

アニリン系…おだやかな作用で広く用いられる

●アセトアミノフェン

中枢神経に働いて、痛み、熱を抑えます。抗炎症作用はほぼないものの、比較的、プロスタグランジンの合成を阻害しないため、胃腸障害を起こしにくいのが大きな特徴です(40ページ参照)。胃腸の弱い人にもやさしく、子どもから高齢者まで幅広い適用があります。

・中枢興奮成分…脳血管を収縮させて頭痛を軽減

●カフェイン ●無水カフェイン

カフェインにはいろいろな作用がありますが、解熱鎮痛薬に配合されているおもな目的は、脳血管に直接働きかけ、脳の血流量を減らして頭痛を抑えることです。このほか偏頭痛※にともなって現れる眠気、疲労感、集中力の低下といった症状の改善にも働きます。

これらの成分は、多くの解熱鎮痛薬や**かぜ薬**（「総合感冒薬」77ページ参照）、**「乗り物酔い薬」**（206ページ参照）などに配合されています。

・制酸成分…胃腸への負担を緩和して、有効成分の即効性も高める

● 合成ヒドロタルサイト　● 乾燥水酸化アルミニウムゲル

プロスタグランジンという物質は、痛みや熱を増幅させる以外にも、さまざまな働きがあります。そのひとつに胃粘液の分泌を促進して胃粘膜を保護する作用があります。つまり解熱鎮痛薬がプロスタグランジンを減らしてしまうと、胃粘液の分泌も減ってしまい、結果として

偏頭痛【へんずつう】 発作的に起こり、頭部の特定の範囲に強い痛みが現れる頭痛。片側のみに現れることが多い。

胃腸障害が起こりやすくなるのです。

そこで解熱鎮痛薬の中には**制酸成分**（「胃腸薬」95ページ参照）が配合された製品もあります。この成分は胃粘膜を保護するとともに、解熱鎮痛に働く主成分の吸収を高める働きもあるため、早い効果が期待できるというメリットもあります。

合成ヒドロタルサイトは『バファリンA』（ライオン）などに、**乾燥水酸化アルミニウムゲル**は『ナロンエースR』（大正製薬）などに含まれています。

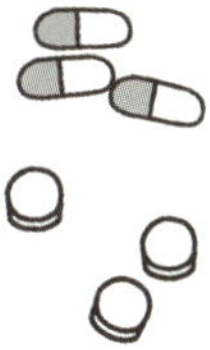

Column
コラム

せっかくの熱をムダにしないために

先にも書いたように、熱や痛みは体が私たちのために起こしている**警告**や**防御**のための症状です。とくに熱については、体内に侵入した異物を攻撃・排除する免疫機能がもっとも元気に働ける温度に保とうという働きであり、へたに下げてしまうと、免疫力も低下してしまいます。

とはいえ、体温が高い状態のままで放っておくのもどうかと……。とくに、子どもや高齢者の場合、発汗や体力の消耗から危険な状態になることも！

そこでおおよその目安ですが、一般的に**38℃までの発熱**では、著しい体力の消耗やひきつけ等の恐れはないと考えられており、発汗によって失われる水分や電解質の補給に加え、必要に応じてアイシングなどの処置を行えば、解熱鎮痛薬を服用する必要はないとされています。

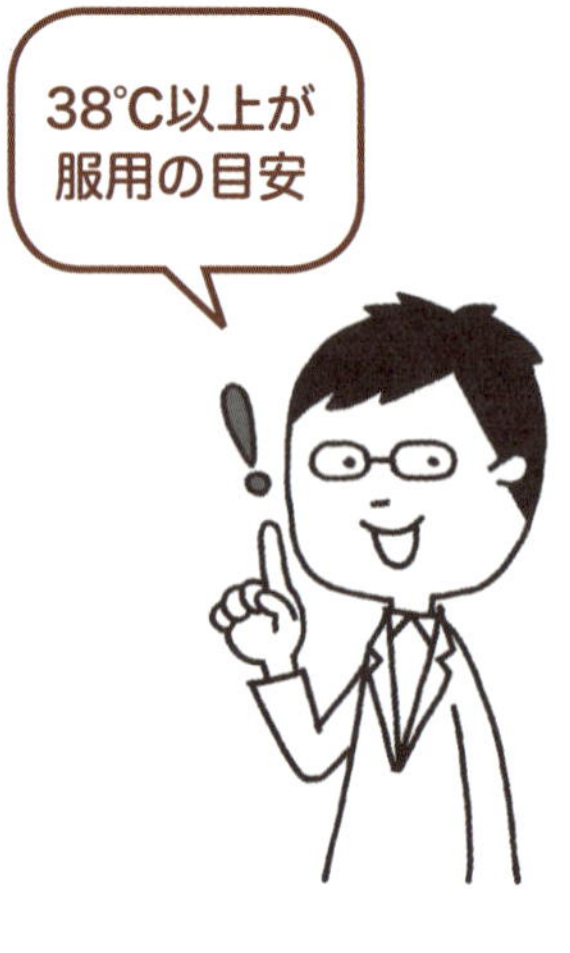

鼻炎薬・点鼻薬

滝のような鼻水、いびきの原因にもなる鼻づまり……

飲み薬と点鼻薬を有効に使って、つらい症状をやわらげよう！

市販の鼻炎薬は対症療法

市販の鼻炎薬は大きく分けて錠剤、カプセルなどの**飲むタイプ**と、点鼻薬と呼ばれる**鼻に薬液をさすタイプ**の2種類があります。基本的にどちらも症状を緩和・改善させる**対症療法**のものであって、原因そのものを取り除く作用はありません。

一過性あるいは季節的な鼻炎の症状に用いる

市販されている鼻炎薬が有効とされる症状は、かぜをひいた時などによく見られる、くしゃみ、鼻水、鼻づまりといった**急性の鼻炎症状**、あるいは、花粉症など**時季によって現れるアレルギー性鼻炎**などです。**慢性的な鼻炎症状**や、一年を通して現れる**通年性のアレルギー性鼻炎**に対しては、市販薬で一時的に症状を抑えるのではなく、医師の診断にもとづき、継続的に治療を行うことが望ましいといえます。

市販薬
YES or NO

期間、症状が過度な場合は、医師の診断を仰ごう！

次のようなケースでは、すみやかに医院やクリニックなどを受診するようにしましょう。

■鼻炎の症状が一時的でなく、長い間続いている

↓慢性鼻炎、通年性のアレルギー性鼻炎の可能性があります。

■鼻水の粘り気が強く、量も多い

↓慢性の副鼻腔炎《ふくびくう》の疑いがあります。

■1日に11回以上くしゃみの発作が起こる。1日に11回以上鼻をかむ。鼻づまりが非常に強く、口で呼吸しなくてはならない状態が長い時間続く、もしくは一日中完全に鼻がつまっている☆

↓医師の診断にもとづいた治療が必要な状態と判断されます。

市販薬の選び方

悩んでいるのは、くしゃみ、鼻水？それとも鼻づまり？

市販の鼻炎薬の成分は、その効果による分類から**くしゃみ、鼻水、かゆみの緩和・改善**と**鼻づまりの緩和・改善**の2つに大別できます。

【☆】日本臨床検査医学会の「鼻アレルギー診療ガイドライン」より。

・くしゃみ、鼻水、かゆみの緩和・改善

↓第一世代抗ヒスタミン成分、第二世代抗ヒスタミン成分、ケミカルメディエーター遊離抑制成分（抗アレルギー成分）、副交感神経遮断成分、ステロイド成分

・鼻づまりの緩和・改善

↓血管収縮成分

では続いて、成分選びにも劣らないほど重要な**剤形**※選びについても、ご紹介していきましょう。

・成分と剤形からベストな組み合わせを選ぼう

市販の鼻炎薬のおもな5つの成分、**抗ヒスタミン成分**、**ケミカルメディエーター遊離抑制成分（抗アレルギー成分）**、**副交感神経遮断成分**、**ステロイド成分**、**血管収縮成分**を、どんな症状の時にどの成分を使用するのが効果的か？　その目安をまとめたのが左ページの表です。

剤形【ざいけい】
錠剤、カプセル、軟《なん》膏《こう》など、医薬品の形状のこと。

■配合成分による症状改善の効果度

タイプ	成分名	くしゃみ・鼻水	鼻づまり
内服薬	抗ヒスタミン成分	◎	○
	血管収縮成分	○	○
	副交感神経遮断成分	◎	×
点鼻薬	ステロイド成分	◎	◎
	抗ヒスタミン成分	◎	○
	血管収縮成分	×	◎
	抗アレルギー成分	△	○

※効果が高いと考えられるものから◎、○、△の順。

また、市販の鼻炎薬には**飲むタイプ**と**鼻にさすタイプ**の2つの剤形がありますが、使用にあたっては、症状に適した剤形を選ぶことも重要なポイントとなります。とくにどの症状がひどいかによる使い分けの目安は次のとおりです。

〈主症状に応じたおすすめの剤形〉

①「おもにくしゃみ・鼻水がひどい」
→**内服薬**をメインに製品を選ぶ。

②「おもに鼻づまりがひどい」

↓**点鼻薬**をメインに製品を選ぶ。

③「すべての鼻炎症状が現れる」

↓**内服薬・点鼻薬の併用**も視野に入れた商品選択を行う。

市販の鼻炎薬・点鼻薬に含まれるおもな有効成分とその働き

・くしゃみ、鼻水、かゆみを緩和・改善する成分

第一世代抗ヒスタミン成分

- クロルフェニラミンマレイン酸塩
- カルビノキサミンマレイン酸塩

かぜ薬やかゆみ止めほか非常に多くの市販薬に配合されている成分

です。通常、**抗ヒスタミン成分**といえば、この**第一世代**を意味している場合がほとんどです。鼻炎薬の成分紹介では、新たに登場した、**比較的眠気が少ないタイプ**の**第二世代**があることから、第一世代と呼ばれて区別されます。抗ヒスタミン成分は、読んで字のごとく「ヒスタミン※に抗《あらが》う成分」です。

クロルフェニラミンマレイン酸塩は、飲み薬では**『ストナリニS』**（佐藤製薬）、**『新コンタック600プラス』**（グラクソ・スミスクライン・コンシューマー・ヘルスケア・ジャパン）などに、点鼻薬では**『ナザール「スプレー」』**（佐藤製薬）、**『パブロン点鼻』**（大正製薬）などの製品に入っています。また、**カルビノキサミンマレイン酸塩**は飲み薬の**『パブロン鼻炎カプセルSα』**（大正製薬）に配合されています。

・ヒスタミンは体を守るためにがんばっている

さて、「ヒスタミンに抗って」「ヒスタミンの働きを抑えて」などと書いてばかりいると、なんだかヒスタミンがアレルギーの元凶のよう

ヒスタミン【ひすたみん】
体を守る免疫機能において重要な役割を担う物質。作用する部位によってさまざまな働きをする。

な感じに聞こえますが、とんでもない。ヒスタミンは、体を守る免疫機能の中で大切な役割を担っています。

体に有害な異物が体内に侵入すると**免疫機能**※が働きますが、免疫機能は何種類かの細胞の連携した働きによって機能します。たとえば、ある免疫細胞は異物の存在を感知して別の細胞に伝える、また、ある免疫細胞は直接攻撃をしかけます。そんななか、**マスト細胞**という名称の免疫細胞から放出されるのが**化学伝達物質**※**（ケミカルメディエーター）**・ヒスタミンです。

体の危機に参上したヒスタミンは、体を守るため、異物のいる場所に仲間の細胞などが来やすいように、血管を広げて血流を増やしたり、血管の壁を通り抜けやすくするなどの働きをします。実際、日々体内で起きている異物と免疫の小競り合いでは、ヒスタミンもちゃんと活躍しています。

・がんばりすぎが仇《あだ》に……

免疫機能【めんえききのう】
体にとって異物と判断したものを排除しようとする体の防御機能のこと。ある特定の病原体に感染して回復すると、それ以降は同じ病気にかからなくなるのはこの機能によるもの。

化学伝達物質【かがくでんたつぶっしつ】
細胞から細胞への情報伝達に使用される化学物質。

ところが、ヒスタミンががんばりすぎると困ったことになるのです。たとえばヒスタミンの持つ**血管を広げる**、**血液中の成分が血管の壁を通り抜けやすくなるようにする**といった作用は、裏を返せば、血流がよくなってかゆみが生じる、血液中の水分も出やすくなって余分な水分が体内に生じる、ということ。これが、鼻や目などで起こってしまうのが**花粉症**です。そもそも、異物ながら、体に害のない花粉なのに、「敵だ！」と判断して攻撃をしかけることが問題なのですが……。とにかく、体を守ろうとがんばるヒスタミンの過剰な働きで起きてしまう症状を緩和・改善するのが**抗ヒスタミン薬**なのです。

・「目や鼻」は助かるけど「脳」は困る!?

一説では、**第一世代**の抗ヒスタミン成分を含む製品は、第二世代抗ヒスタミン成分配合のものよりも**即効性が高い**ものが多いとされます。これは、第二世代の製品は、第二世代成分**単一**のものが多いのに対し、第一世代含有のものでは**副交感神経遮断成分**や**血管収縮成分**など**複数**

の成分が作用するからと考えられています。

このように、効果的にはなかなかいいものを持っているともいえる第一世代ですが、つらい症状を抑えてくれる代わりに、**のどの渇き**、**眠気**などの副作用が現れやすいのも大きな特徴です。

第二世代抗ヒスタミン成分

- フェキソフェナジン塩酸塩
- エピナスチン塩酸塩
- エバスチン
- ケトチフェンフマル酸塩
- ロラタジン

・作用する場所でちがう働きをするヒスタミン

こうした副作用を低く抑え、効果もアップした成分が多いとされるのが、**第二世代抗ヒスタミン成分**。その大きな特徴に**眠くなりにくい**という点があります。第二世代抗ヒスタミン成分には**フェキソフェナジン塩酸塩**、**エピナスチン塩酸塩**、**エバスチン**、**ロラタジン**など**非鎮**※

非鎮静性【ひちんせいせい】
眠気などが起こりづらい性質。抗ヒスタミン成分の場合は、脳内に移行する割合が一定以下のものを指す。

ヒスタミンが働く仕組み

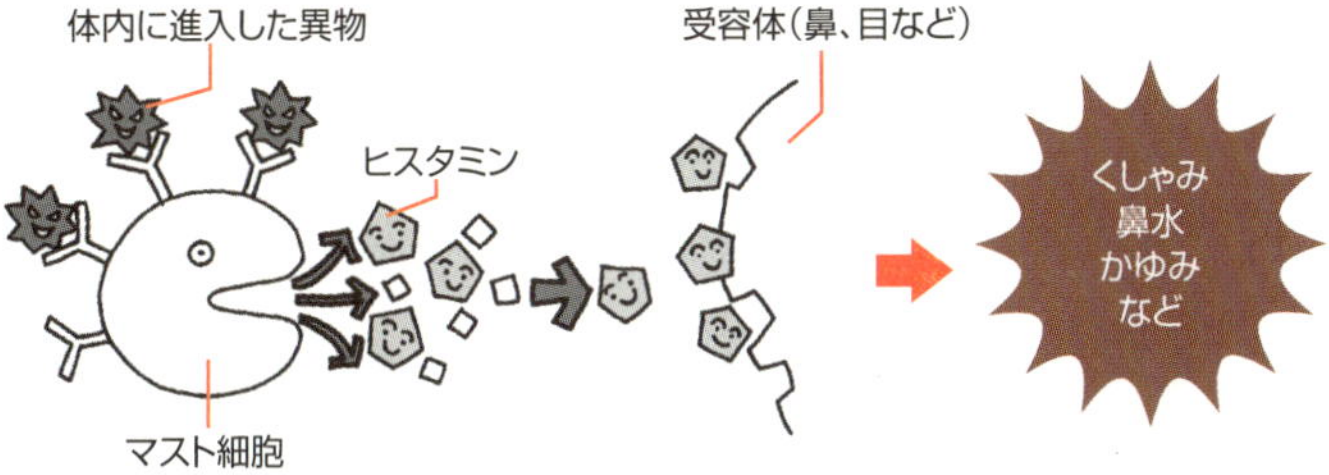

静性のものがあり、また、**鎮静性**であっても第一世代に比べれば作用のおだやかな成分が多く見られます。この第一世代と第二世代の差は、さまざまなヒスタミンの働きのひとつである**脳の活性化作用**に関係しています。**ヒスタミンの受容体**は全身に存在し、鼻にかかわる場所にヒスタミンが結合すると鼻炎の症状を起こしますが、脳内の受容体に結合すると、脳を活性化し、集中力、判断力などを向上させるとされています。

第二世代抗ヒスタミン成分が配合された製品は、ロラタジンが配合された『クラリチンEX』（大正製薬）、エピナスチン塩酸塩が配合された『アレジオン20』（エスエス製薬）などがあります。

・第二世代でも成分によってバラつきがある

第一世代は鼻や目以外にも脳内の受容体に結合する割合が高い一方で、第二世代の多くは、脳内の受容体に結合する割合が低いことから、眠気が抑えられていると考えられています。ただし、第二世代だからといって、すべての成分が眠気を軽減しているわけではありません。**ケトチフェンフマル酸塩**を配合した『ザジテンAL鼻炎カプセル』（グラクソ・スミスクライン・コンシューマー・ヘルスケア・ジャパン）は、効果は高いが、眠気も出やすいとされています。

ケミカルメディエーター遊離抑制成分（抗アレルギー成分）

- クロモグリク酸ナトリウム
- ペミロラストカリウム

第一世代抗ヒスタミン成分のところ（49ページ参照）で書いたように、体によかれとがんばったのに、結果的にアレルギー症状を起こして悪者扱いのヒスタミンは、**化学伝達物質**※、つまり**ケミカルメディエーター**のひとつです。基本的に**抗ヒスタミン成分**は、免疫細胞から放出されたヒスタミンなどのケミカルメディエーターをブロックすることで効果を発揮します。

そこへいくと、この**ケミカルメディエーター遊離抑制成分**は、その一歩前の段階で、ヒスタミンなどが放出されないようにする働きを持っています。

クロモグリク酸ナトリウムは市販の鼻炎薬では**点鼻薬**に配合されています。おもな製品は**『エージーノーズ アレルカットM』**（第一三共ヘルスケア）などです。

ペミロラストカリウムは、花粉症に対して、症状が起こる前から服用することで、症状が現れるのを抑える効果が期待できる成分です。

市販薬では**『アレギサール鼻炎』**（田辺三菱製薬）に入っています。

化学伝達物質【かがくでんたつぶっしつ】
↓P.50参照。

副交感神経遮断成分

● ベラドンナ総アルカロイド　● ダツラエキス

心臓の拍動や、胃が食べ物などを消化するための運動を、私たちは意識して行えません。こうした**私たちの意思とは無関係に、からだ自体が自らを律している動き**の多くは、**自律神経**※がコントロールしています。自律神経のうち、心身を休ませ、守るために働くのが**副交感神経**です。たとえば、消化が進むよう唾液《だ》を分泌する、体内の老廃物が排出されやすいようおしっこをつくる、あるいは、鼻の粘膜を乾燥から守るための液体、いわゆる鼻水をつくろうとする、などの体の働きは副交感神経が促進させます。

というわけで、この成分は、副交感神経を遮断すれば鼻水が止まるという働きを利用しており、副交感神経を通って情報を伝えている物

自律神経【じりつしんけい】
呼吸や消化吸収、心臓を動かすなど、生命を維持するために、意思をともなわずに行われる働きに関与する神経のこと。

質・アセチルコリンの働きを阻害することで効果を発揮しています。

このため、**副交感神経遮断成分**は**抗コリン成分**とも呼ばれます。抗コリン成分による副作用に、口の渇きや、おしっこが出づらくなるといったものがあるのもご理解いただけましたでしょうか。

配合されている製品に、**ベラドンナ総アルカロイド**が**『パブロン鼻炎カプセルSα』**（大正製薬）などに、**ダツラエキス**は**『ストナリニS』**（佐藤製薬）などがあります。

ステロイド成分

- ベクロメタゾンプロピオン酸エステル
- プレドニゾロン

これらは、**かゆみ止め薬**などにも入っている、炎症を抑える働きに優れた成分で、患部の腫《は》れやかゆみに効果を発揮します。鼻炎関連の市販薬では点鼻薬に配合され、おもに鼻づまりや鼻の粘膜の腫れを緩和・解消します。

配合されている製品ですが、**ベクロメタゾンプロピオン酸エステル**は『コンタック鼻炎スプレー』（グラクソ・スミスクライン・コンシューマー・ヘルスケア・ジャパン）、『ナザールαAR0.1%』（佐藤製薬）に、**プレドニゾロン**は『コールタイジン点鼻液a』（ジョンソン・エンド・ジョンソン）に含まれています。

・ステロイドは悪者ではない

店頭で接客をしていると、「ステロイドは作用が強いから使わない方がいい」と思われている方に結構出会います。成分ごとの強弱はありますが、確かにステロイドには他の炎症を抑える成分に比べて、効きめの強力なものがあります。また、**患部が化膿※している、緑内障を患っている**など使用してはいけないケースもあります。

つまり、**症状の度合いによって、使った方がいい場合は適切に使うが、使ってはいけない時は使わない**という、当たり前すぎですが、そ

化膿【かのう】 傷口などに細菌などが感染して炎症を起こし、腫《は》れや痛みがあり、膿《うみ》が出てくる状態。

れがステロイドの正しい使い方だと思います。

・基本的に長期の使用は避ける

市販薬の**ステロイド成分**（172ページ参照）が入っている薬の使用において、とくに気をつけていただきたい点に、**長期間続けて使用しない**ことがあります。皮ふ科を受診してのアトピー治療など長期的にステロイドを用いるケースもありますが、少なくとも市販薬については、短期間でスパッと症状を改善させて終わり、という使い方が基本になります。

というか、効きめのいいステロイドを使えば、通常、症状は短期間で緩和・改善されるものです。それが、ちっともよくならない場合には、**市販薬の使用が適さない、病院など医療機関で診察を受けるべき「なんらかの病気」**が背後に隠れている可能性が高いといえます。

血管収縮成分

● ナファゾリン塩酸塩

● テトラヒドロゾリン塩酸塩

これらの成分は、点鼻薬では鼻の粘膜などの毛細血管を収縮させて、おもに鼻づまりの緩和・解消に働きます。さらに、血管を収縮させてうっ血※、充血の症状を抑える働きがあり、目薬にも使用されます（「点眼薬」147ページ参照）。

目薬と同じように、鼻づまりの症状を抑える効果は**テトラヒドロゾリン塩酸塩**よりも**ナファゾリン塩酸塩**の方が高いのですが、長期間使い続けると、薬の効果が切れた時にかえって血管が広がってしまうリバウンドが起こりやすくなるため注意が必要です。また、添付文書にもあるように3日間使っても症状が改善されない場合、なんらかの病気など別の原因による可能性があることから、病院・クリニックなど

うっ血【うっけつ】 血液の流れが滞った状態のこと。

を受診するようにしましょう。

ナファゾリン塩酸塩を配合しているおもな製品には『コルゲンコーワ鼻炎ジェット』（興和）、『ナザール「スプレー」』（佐藤製薬）などがあります。**テトラヒドロゾリン塩酸塩**は、『ベンザ鼻炎スプレー』（武田コンシューマーヘルスケア）、『コールタイジン点鼻液a』（ジョンソン・エンド・ジョンソン）などの製品に入っています。

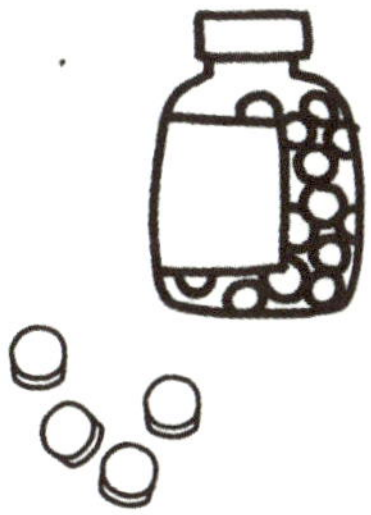

鎮咳去痰薬《ちんがいきょたんやく》（せき止め薬）

体に入った異物を全力で出す、それがせき・痰の仕事です

●基本的に、体は「私たちのため」に行う

一刻も早く止めたい、つらいせき。一説にはせき1回で2キロカロリーを消費するというくらい、せきの体力消耗はスゴイのです。でも、それが私たちの体のためでもあるとしたら……。

私たちの体は基本的に、常に私たち自身を守ろうとしています。熱が出るということが、細菌やウイルスの侵入に対する免疫機能アップのためであることはすでに書きましたが（31ページ参照）、アレルギ

ーなども、免疫細胞たちが攻撃先を誤っているなどの点はありますが、少なくとも私たちを守るために起きている生体防御反応のひとつといえるでしょう。

体を守るために反射的に起きる

そして、せきも実はそうなのです。せきの出る原因はいくつかありますが、多くは、呼吸などの際に吸い込んでしまった異物を気道※の外に出すための体の機能で、この生体防御反応を**せき反射**といいます。ですから、かぜをひいた際、ウイルスや細菌を含んだ痰《たん》を排出させるためにせきが出るのです。なお、痰が出なくなりせきだけが残る場合もありますが、これは気道に炎症が残っているために、平常時なら何ともない刺激に対しても気道が敏感になっている、**せき感受性**の亢進※した状態であるケースが多く見られます。また、高齢者などでは過度のせきで肋骨《ろっこつ》が折れるといった事故も。こうした点からも、必要に応

気道【きどう】
のどの奥から肺までの空気の通り道。

亢進【こうしん】
高まること。

じて、せきを抑えるために市販薬を適切に使用するのは好ましいことといえるでしょう。

市販薬
YES or NO

鼻炎やがんなどでせきが出ることも!

次のようなケースでは、市販薬をファーストチョイスとせず、病院、クリニックなどの医療機関を受診するようにしましょう。

■3週間以上継続してせきが止まらない

↓気管支ぜんそく、アレルギー性鼻炎ほか肺結核や肺がんなど重大な病気が隠れている可能性があります。

■体温が38・5℃以上ある

↓インフルエンザを含むかぜ症候群※や気管支炎などの病気の疑いがあります。

かぜ症候群【かぜしょうこうぐん】

↓P.77参照。

市販薬の選び方

あなたのせきは「乾いたせき」？それとも痰がからむ「湿ったせき」？

せき止め薬のことを**鎮咳去痰薬**《ちんがいきょたんやく》といいますが、とくに押さえておきたいのは**せきを止める成分**と**痰や炎症を緩和・改善する成分**です。痰の症状を抑えれば、せきの解消につながることも多いのですが、症状が痰のみの場合に使い分ける意味も含め、ここではより直接的にせきを止める成分と分けてご紹介します。

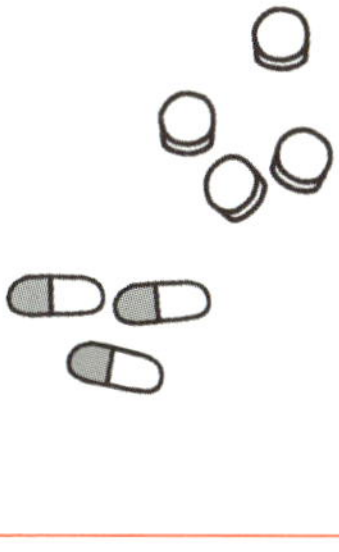

市販の鎮咳去痰薬に含まれるおもな有効成分とその働き

・せきを止める成分

中枢性麻薬性鎮咳成分

● ジヒドロコデインリン酸塩
● コデインリン酸塩水和物

せきを起こさせる**せき中枢**の働きを抑えることで、せきを止める成分です。それにしても、「麻薬性」という文字がなんとも物騒ですが、あくまでも「麻薬性」であって、麻薬ではありません。両成分に含まれる**コデイン**は、医療用麻薬として強力な鎮痛作用などを持つモルヒネ※と同じような作用があり、市販薬に配合される麻薬性成分は濃度が低く、法的な麻薬としては扱われません。

モルヒネ【もるひね】アヘンに含まれるアルカロイドの主成分。塩酸塩が医療用の鎮痛薬として用いられる。習慣性があるため、麻薬に指定されている。

せきを止める効果としては、市販薬では**ジヒドロコデインリン酸塩**がもっとも優れているとされ、次いで**コデインリン酸塩水和物**とされています。用法や用量などを守って使う分には、依存性、習慣性など問題はとくにないと考えられます。また、コデインを服用する前に知っておくべき点としては、第一に「通常、**ぜんそくに対しては使用しないこと**」、さらに典型的な副作用として、コデイン類には腸管の運動を抑える働きがあるため、個人差はありますが便秘しやすくなります。また**鎮静作用**があるので眠気も出やすくなります。このほかおしっこが出づらくなる、口が渇くなどの副作用も見られがちです。

ジヒドロコデインリン酸塩は市販の代表的なせき止め薬の多くに配合されています。また、コデインリン酸塩水和物は、**『アネトンせき止め顆粒《かりゅう》』**、**『アネトンせき止め液』**(ともにジョンソン・エンド・ジョンソン)などに入っています。

中枢性非麻薬性鎮咳成分

- デキストロメトルファン臭化水素酸塩水和物
- ノスカピン

これらの成分も、コデイン類と同じく、せきを起こさせる**せき中枢**の働きを抑えてせきを止めます。効果としては**デキストロメトルファン臭化水素酸塩水和物**が**コデインリン酸塩水和物**[※]とほぼ同等とされ、**ノスカピン**はそれより作用が弱いとされています。また、これら**非麻薬性成分**についても、せき中枢の働きを抑えることでコデイン類のような副作用が出る可能性はありますが、コデイン類よりも比較的軽いケースが多いといえます。それぞれの成分が配合されている製品には次のようなものがあります。

コデインリン酸塩水和物【こでいんりんさんえんすいわぶつ】
↓P.66参照。

デキストロメトルファン臭化水素酸塩水和物

→『ルルせき止めミニカプセル』（第一三共ヘルスケア）、『エスエスブロン液L』（エスエス製薬）

ノスカピン

→『ベンザブロックせき止め錠』（武田コンシューマーヘルスケア）、『龍角散せき止め錠』（龍角散）、『ルルせき止めミニカプセル』（第一三共ヘルスケア）

・せきの状態と体の状態から適正な成分を選ぶ

麻薬性成分☆と**非麻薬性成分**の使い分けについてですが、通常、使用にあたって問題がない場合や、ひどいせきをスパッと止めたいケースなどでは**麻薬性成分**を選ぶことが多くなります。一方、すでに便秘や排尿困難といった症状がある方は症状の悪化が見込まれることから、効果的には弱めとなりますが、**非麻薬性**の使用が適していると考えられます。

【☆】非麻薬性成分と抗ヒスタミン成分が同時に配合されている場合、排尿困難の方には適しません。また、麻薬性成分と非麻薬性成分が同時に配合されている製品もあるので、注意が必要です。

気管支拡張成分

- dl−メチルエフェドリン塩酸塩
- テオフィリン
- メトキシフェナミン塩酸塩

中枢神経※などに作用して気管支を広げ、呼吸を楽にすることでせきの症状を緩和します。**dl−メチルエフェドリン塩酸塩**はかぜ薬などにも配合されている成分です。**テオフィリン**、**メトキシフェナミン塩酸塩**はぜんそくにも使われる成分ですが、同時にコデイン類が配合されている場合などは、ぜんそくに関する効果・効能が表記できないというルールがあります。

おもな製品ですが、dl−メチルエフェドリン塩酸塩は代表的なせき止め薬の多くに使われています。また、テオフィリンは**『アネトンせき止め顆粒』**（ジョンソン・エンド・ジョンソン）などに、メトキ

中枢神経【ちゅうすうしんけい】 脳と脊髄《せきずい》からなり、神経系の働きの中枢を担っている部分。P.37のイラストも参照。

シフェナミン塩酸塩は**『アスクロン』**（大正製薬）などに入っています。

抗ヒスタミン成分

- d－クロルフェニラミンマレイン酸塩
- クロルフェニラミンマレイン酸塩

抗ヒスタミン成分は、鼻炎薬やかぜ薬を中心に多くの市販薬に配合されています。おもな働きは、くしゃみ、鼻水、鼻づまりといった鼻の症状の緩和・改善ですが、**アレルギー性鼻炎由来のせき**にも効果を現します。おもな配合製品はそれぞれ次のようになります。

d－クロルフェニラミンマレイン酸塩
→**『新コルゲンコーワ咳《せき》止め透明カプセル』**（興和）

クロルフェニラミンマレイン酸塩

↓**『新ブロン液エース』**、**『エスエスブロン液L』**（ともにエスエス製薬）、**『パブロンせき止め液』**（大正製薬）、**『アネトンせき止め顆粒』**、**『アネトンせき止め液』**（ともにジョンソン・エンド・ジョンソン）

・痰や炎症を緩和・改善する成分

去痰成分

●グアヤコールスルホン酸カリウム　●グアイフェネシン
●ブロムヘキシン塩酸塩　●L－カルボシステイン

口と肺の間にあり「空気の通り道」となる**気道**の内側は、**線毛**という毛で覆われているうえ、さらに気道から分泌される**粘液**で薄い膜がつくられています。こうした気道のつくりのおかげで、外部から侵入してきた異物は**粘膜**にからめとられ、線毛☆によって排出されるようになっています。

この気道からの粘液分泌を増やすことで、痰を排出しやすくするのが**去痰成分**です。おもな製品には次のようなものがあります。

グアヤコールスルホン酸カリウム
→**『アネトンせき止め顆粒』**（ジョンソン・エンド・ジョンソン）

グアイフェネシン
→**『新コルゲンコーワ咳《せき》止め透明カプセル』**（興和）、**『新ブロン液エース』**、**『エスエスブロン液L』**（ともにエスエス製薬）

ブロムヘキシン塩酸塩
→**『ストナ去たんカプセル』**（佐藤製薬）、**『ベンザブロックせき止め錠』**（武田コンシューマーヘルスケア）、**『龍角散せき止め錠』**（龍角散）

L-カルボシステイン

【☆】線毛運動という反射によって、気管支に進入した異物はのどへ送られ、せきや痰とともに排出される。

↓『ストナ去たんカプセル』（佐藤製薬）

消炎酵素成分

● リゾチーム塩酸塩

かぜ薬にもよく配合される成分で、炎症を抑える働きにより、のどや鼻の粘膜の腫《は》れなどに効果を発揮します。また、ムコ多糖類※を分解する作用もあるため、痰や鼻水の粘り気を低下させて、痰の排出をうながす働きもあります。気をつけたい点としては、卵の卵白から抽出された成分のため、卵のアレルギーがある方は服用できません。

配合されているおもな製品には、『ルルせき止めミニカプセル』（第一三共ヘルスケア）などがあります。

・せきのタイプやのどの状態なども考慮して製品を選ぼう

ムコ多糖類【むこたとうるい】たんぱく質や多糖類という糖などが結合することでできる、痰《たん》や鼻水などのネバネバの成分。

市販の鎮咳去痰薬を選ぶ際は、ここまでに紹介してきた成分の働きに加え、せきのタイプやのどの調子、さらにのど以外の症状なども考慮する必要があります。あなたに合った製品選びのために、以下の点も参考にしてください。

〈せきの状態からの判断〉

■「コンコン」「コホコホ」といった痰のからまない乾いたせき（空《から》せき）の場合

↓こうしたせきが続くと、のどの炎症が悪化し、過敏になった気道がさらにせきを起こすという悪循環になりがちです。そこでこのタイプでは、せきを起こらなくさせてしまう**中枢性鎮咳成分**（66、68ページ参照）がメインの製品を選ぶのがよいでしょう。

■「ゴホゴホ」と痰のからむ「湿ったせき」の場合

↓単にせきを止めてしまうのではなく、**気管支拡張成分**（70ページ参照）や**去痰成分**（72ページ参照）など、**痰の排出を促進する**

成分が配合されている製品を選ぶのがよいでしょう。

〈のどの状態からの判断〉

■ **「のどの不快感」や「イガイガした感じ」がある場合**

↓気道にうるおいを与える**シロップ剤**をメインに、**トローチ**や**ドロップ**なども考慮するのがよいでしょう。

〈せき以外の症状からの判断〉

■ **「発熱」や「鼻炎」の症状もある場合**

↓**「総合感冒薬」**（77ページ参照）、**「鼻炎薬」**（内服薬）（43ページ参照）といった製品選択も考えましょう。

総合感冒薬（かぜ薬）

平均で年に2回はひくというかぜ
しかし、かぜを治すかぜ薬は存在しないってホント!?

正式には「かぜ症候群」といいます

いわゆる「かぜ」というのは、おもに**ウイルス**が鼻やのどなどから感染して起こる、さまざまな症状をひとくくりにした名称で、医学的には**かぜ症候群**と呼ばれます。症候群とは、ひとつの原因によって体に現れる一連の症状のこと。つまり、かぜの場合でいえば、原因はウイルスであり現れる一連の症状は、**発熱**、**頭痛**、**関節痛**、**のどの痛み**、**全身倦怠感**※、**せき**、**くしゃみ**、**鼻水**、**鼻づまり**などになります。

倦怠感【けんたいかん】
体がだるく感じられること。

同じようなかぜを何度もひいてしまう理由

また、ほとんどのかぜの原因となっているウイルスですが、その数は**200種類以上**ともいわれています。このため、どのウイルスが原因かを特定することは非常に困難、というかほぼ不可能といえます。

あるウイルスでかぜをひいて、そのウイルスに対して免疫ができたとしても、次に新たなウイルスが侵入すれば、また感染してかぜをひいてしまいます。そしてウイルスは次々とやってきます。こうして私たちは同じようなかぜを何度もひいてしまうのです。

かぜ薬はかぜを治さない!?

そんなかぜに対して使われるかぜ薬（**総合感冒薬**）の目的は、あくまでも**諸症状の緩和**という**対症療法**になります。つまりかぜ薬は、ほとんどのかぜの原因であるウイルスに対しては効果がなく、要するに、**かぜを治すかぜ薬は存在しない**というわけです。

市販薬 YES or NO

「その症状、本当にただのかぜ？」

市販のかぜ薬が有効とされるのは、ウイルスなどの感染による**一時的な急性の上気道炎**※に対してです。そこで、次のような症状などがある場合は、病院やクリニックなど医療機関を受診するようにします。

■発熱の状態…急激な熱の上昇、39℃以上の高熱、長期の微熱
↓インフルエンザなど、かぜ以外の病気の疑いがあります。

■のどの痛みの度合い…激しい痛み・腫《は》れがある
↓ウイルス性のかぜ以外の病気の可能性が考えられます。

■せきの状態…ぜんそくのような激しいもの
↓かぜ以外の病気の可能性が考えられます。

上気道炎【じょうきどうえん】
「普通のかぜ」のこと。鼻から肺までの空気の通り道である気道のうち、鼻からのどまでの間を上気道といい、この部分が急激に炎症を起こすと、いわゆるかぜの症状が現れる。

■鼻水、痰《たん》の状態…黄・緑色など膿性や血液が混じる

↓なんらかの細菌感染などの可能性が考えられます。

■薬を使った際の状況…4日以上かぜ薬を飲んでいるが症状が改善しない

↓アレルギー性鼻炎や、ぜんそく、急性肝炎ほか、かぜ以外の重い病気もしくは続発感染※の疑いがあります。

■薬を使った際の状況…かぜ薬を飲んだあと、かえって症状が悪くなった

↓間質性肺炎やアスピリンぜんそくなど、かぜ薬自体の副作用の疑いがあります。

市販薬の選び方

これまでに紹介した解熱《げねつ》鎮痛《ちんつう》・鼻炎・鎮咳《ちんがい》去痰《きょたん》の薬も選択できる！

市販のかぜ薬に使われている成分のうち、かぜの諸症状の緩和・改善に働くおもなものは次のとおりです。

続発感染【ぞくはつかんせん】
細菌やウイルスなどで感染症にかかり、免疫力の低下などにともなって、別の病原体による新たな感染症にかかること。二次感染の一種。

- **解熱鎮痛成分**《げねつちんつう》…熱や痛みの緩和・改善に働く成分
- **抗ヒスタミン成分**…くしゃみ、鼻水、鼻づまりなどの緩和・改善に働く成分
- **鎮咳成分**《ちんがい》…せきを抑える成分
- **去痰成分**《きょたん》…痰を取り去る成分

かぜ薬の場合、基本的にこれまで紹介してきた**「解熱鎮痛薬」**（30ページ参照）、**「鼻炎薬」**（43ページ参照）、**「鎮咳去痰薬」**（62ページ参照）などの成分が複合的に入っていることから、各成分についての詳細は、それぞれのページをご覧いただくことにして、ここでは、「製品自体」に注目してみたいと思います。

- **一番ヤバイと感じる症状に特化した製品を選ぼう**

A氏「のどが痛くて痛くてごはんが食べられない！」
B氏「くしゃみが止まらない！」

C氏「すんごい寒気で、体がゾクゾクする！」

ひとくちにかぜといっても、その症状は多岐にわたります。とはいえ、同時に起こりやすい症状や、多くの人がつらいと思う症状などから、ある程度のパターンに分類することができます。

A氏の場合なら、嚥下痛※があることから、のどの炎症が非常に強いと考えられます。そこで製品選びにあたってまず考えるべきポイントは**抗炎症作用※の高い解熱鎮痛成分を配合しているもの**となります。

以下、店頭での接客の際に相談されることの多いかぜのタイプを挙げ、それに適した製品選びのポイントと具体的な製品の紹介をしていきたいと思います。

ケース1　「熱、痛み」が強いタイプ

「熱が高く頭がボーッとする」「関節が痛い」「つばを飲み込んだだけでのどがズキンッ！　と痛い」などの症状に対しては、**解熱**、**鎮痛**、**抗炎症**などの作用が強力なものを選びます。市販のかぜ薬であれば、

嚥下痛【えんげつう】　飲食物や唾液《だ》を飲み込むだけでズキンとくる痛み。

抗炎症作用【こうえんしょうさよう】　痛みや熱の原因となる炎症を抑える働き。

解熱鎮痛成分に**イブプロフェン**（34ページ参照）を使っている製品がおすすめです。イブプロフェン配合のかぜ薬は各メーカーから出ていますが、なかでも『**ルルアタックEX**』（第一三共ヘルスケア）は抗炎症作用のある**トラネキサム酸**も入っており、炎症にともなう痛みに有効な製品だと思われます。

ケース2 「鼻炎の症状」が強いタイプ

立て続けのくしゃみや、ツーッと垂れてくる鼻水が止まらない、そんなひきはじめのかぜなどによくある鼻炎症状メインのタイプには、**抗ヒスタミン成分**をはじめとしたアレルギー症状を抑える働きのある成分を複合したかぜ薬が有効です。市販薬では**抗ヒスタミン成分**（48、71ページ参照）、**副交感神経遮断成分**（56ページ参照）などを配合している『**ストナジェルサイナス**』（佐藤製薬）、『**ベンザブロックSプラス**』（武田コンシューマーヘルスケア）などがいいでしょう。

ケース3　「せきや痰」がメインのタイプ

かぜの初期によくある痰のからむ湿ったせき、あるいは、治りかけなどに見られる乾いた空せきなど、せき・痰の症状がメインのタイプには**鎮咳成分**（66ページ参照）や**気管支拡張成分**（70ページ参照）、**去痰成分**（72ページ参照）を強化したタイプが適しています。市販のかぜ薬では**『ストナプラスジェルS』**（佐藤製薬）、**『パブロンSゴールドW』**（大正製薬）などが当てはまります。

ケース4　「ゾクゾク寒気」がひどいタイプ

ひきはじめなどで、悪寒がひどく、寒気が強いタイプのかぜ、いわゆる**寒いかぜ**の場合は、基本的に温めるタイプの製品を選びます。寒気にともなう症状や体質などにもよりますが、漢方薬☆の**「葛根湯《かっこんとう》」「桂枝湯《けいしとう》」「小青竜湯《しょうせいりゅうとう》」**などの製品を選びます。

【☆】こうしたタイプを含めたかぜ症状に効果のある漢方薬は、P.276参照。

ケース5 「眠くなりにくいのがいい」

こちらはかぜのタイプではないのですが、店頭でお客さんに聞かれることも多いので、挙げてみました。製品としては、**『ストナデイタイム』**（佐藤製薬）などが該当します。ただし、あくまでも「比較的なりにくい」であって「ならない」ではありません。眠気の一番の原因となる**抗ヒスタミン成分**（48ページ参照）を配合していない同製品ですが、鎮静作用を持つ**コデイン類**（66ページ参照）などが配合されているからです。

このほか、病状や体質など条件が合うのであれば、葛根湯、小青竜湯などは、ほぼ眠くならない製品といえます。

・「いろいろ入ってるから安心♪」ではありません

かぜをひいたら総合感冒薬。この選択でほぼまちがいはないのですが、より効果的に薬を活用する方法もあります。たとえば、「熱はそうでもないけど、せきがヒドい！」という場合には、せきや痰に特化した**鎮咳去痰薬**を用いるとか、熱の症状に対しては**アイシング**※などで緩和させるという手もあります。かぜの後期などでは、せきや鼻水など単一の症状が残ってしまいがちですが、こうした場合に、**「鼻炎薬」**（43ページ参照）、**「鎮咳去痰薬」**（62ページ参照）などのかぜの一部の症状に特化した製品を用いれば、より高い効果が得やすくなるとともに不要な副作用も出づらくなると思われます。

アイシング【あいしんぐ】
体の一部分を氷水などで冷やすこと。

第3章

胃腸に関する薬

ストレス社会のお守り的存在!?

ストレスや食べすぎ・飲みすぎ、細菌、冷え、かぜなど、常に危険にさらされている“おなかの悩み”を改善する薬を、一挙にご紹介!

胃腸薬

胃痛に悩むのはサラリーマンだけじゃない!!
イメージに惑わされずに選ぶには!?

胃腸薬の「腸」は大腸、小腸のことではない!?

一般に胃腸薬と呼ばれる製品ですが、ここでいう「腸」は胃と直結している十二指腸をおもに指しており、メインとなる効果は胃に起こるさまざまな不快感の緩和・改善になります。ちなみに胃の場所は、個人差はあるものの、ほぼみぞおちのあたりになります。大腸などの異常によるおなかの痛みと混同しないよう注意しましょう。

また、胃腸薬に配合されている成分には、胃酸※の出すぎ（胃酸過多）

胃酸【いさん】
胃液に含まれる酸のこと。

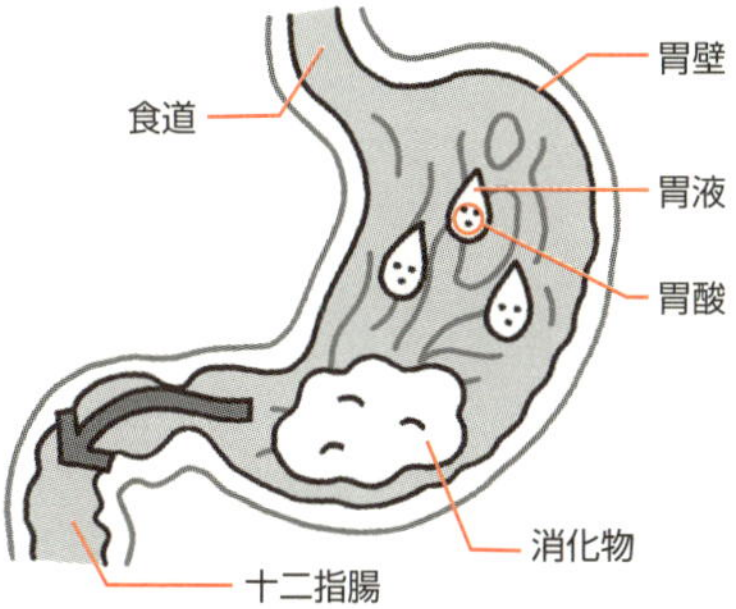

胃の構造

粘膜で覆われた胃壁から、胃酸を含んだ胃液が分泌される。食べ物などの消化物は胃液と混ざりながら分解され、胃の動きによって十二指腸の方へ送られる。

や胸焼け、吐き気などを改善する**制酸成分**、弱った胃の働きを高める**健胃成分**、脂質や糖質などの分解をうながして消化を助ける**消化成分**、胃酸の分泌自体を止めてしまう**Ｈ２受容体拮抗《きっこう》薬（Ｈ２ブロッカー）**などがあります。

自分の症状に合った成分を選ぶことが重要！

一方で、こうしたさまざまな症状に幅広く対応できるよう、多種類の成分を組み合わせた**総合胃腸薬**と呼ばれる製品が、多くの製薬メーカーでつくられています。

ひとつ用意しておけば「どんな症状でも

OK!」というのは確かに便利でしょう。
とはいえ、ことはそう単純でもありません。たとえば、「痛み以外はとくにない」など症状が明確で限定されている場合などは、より痛みに特化した製品を選んだ方が高い効果が期待できます。また、薬はそもそも体にとっては異物なので、明らかに出ていない症状に働く成分はできるだけ飲まないことが望ましいといえます。

市販薬
YES or NO

「立っていられないくらい痛い」「ずーっと痛い」にご用心!

ひとくちに痛みや胸焼けといっても、その程度によっては市販薬では手に負えないケースもあります。**激しい痛み**、**長期にわたる痛み**などの症状は、単に胃があれているだけではない、医師などの専門家による治療が必要な病気の可能性も考えられます。たとえば、胸焼けや胃の不快感・膨満感が長期にわたって続くような場合は、胃・十二指腸潰瘍《かいよう》、胃ポリープ、食道裂孔《れっこう》ヘルニアなどの恐れも。こうした、「忙しくて医者に行けない」などといっていられないくらい症状が強いケースでは、早急に病院やクリニックを受診するようにしましょう。

市販薬の選び方

症状に応じて、6つの成分を使い分けよう

現在、ドラッグストア等で買える薬に入っている成分は、その効果から大まかに次の6つの効能ジャンルに分けられます。

- **制酸**…胃酸を中和して胃を守る
- **胃粘膜保護・修復**…あれた胃の粘膜を守り、治す
- **健胃**…弱った胃を元気にする
- **消化**…消化を助ける
- **鎮痛・鎮痙**※…痛みを緩和・解消する
- **H2ブロッカー**…胃酸を出なくさせて痛みを緩和・解消する

鎮痙【ちんけい】けいれんを鎮めること。

では続いて、それぞれの効能はどういった症状に効果的なのか、なのですが、その前に、まずは食べ物などが胃で消化される仕組みについてかんたんに押さえておきましょう。

・胃の中では「胃酸と粘液の攻防」がくり広げられている!

飲食物を胃が消化できる理由のひとつに**胃液の分泌**があります。胃液は、**胃壁**にある穴から出るのですが、**塩酸**というとてつもなく強い酸性の液体を含んでいます。胃液が強い酸性であることは、**消化酵素**※**の働きを高める**、**口から入った細菌などを殺菌する**、**鉄やカルシウムなどの吸収を助ける**など、さまざまなメリットがあります。

しかし、塩酸はとてつもなく凶暴な液体です。理科の実験などで使用したことがあるかもしれませんが、皮ふにかかろうものなら皮ふが焼けただれてしまうほどです。それなのになぜ胃壁は無事なのか?

それは、胃壁の穴からは胃粘膜を守る**粘液**も分泌されているからです。

通常、胃酸と粘液が分泌される量はちょうどいいバランスが保たれて

消化酵素【しょうかこうそ】
炭水化物・たんぱく質・脂肪などを分解して、それらの栄養素が体内に取り込まれやすくなるようにする物質。

いますが、食べすぎや飲みすぎ、ストレスなどの影響で胃粘液の分泌が減る、もしくは胃酸が出すぎるなどバランスの崩れた状態になると、**胃酸が胃粘膜のバリアを破り、最終的には胃壁を直接攻撃することに！** これが胃の不快感、さらには痛みの原因となるわけです。

・症状に合った胃腸薬の見極め、最初の判断は、3択！

胃の症状とその原因、さらに原因ごとの効果的な成分は94ページの図のようになります。市販薬で対応できる胃の症状は、不快感や痛みの強弱など幅はありますが、大きく次の3つのケースに分類されると考えられます。

①「痛くはないけど不快な感じ」
②「まあ痛くて、不快な感じ」
③「痛い！ キリキリ痛いっ！」

胃の不快感フローチャート

あなたの不快はどのタイプ?

痛い! キリキリ痛いっ!
↓
痛みキリキリタイプ
おもな症状
胃の疝痛《せんつう》※

※ズキズキ、キリキリと強くくり返す痛みのこと。

考えられるおもな原因

胃の粘膜に炎症が起きている
〈選ぶべき成分はコレ!〉
- 制酸
- 胃粘膜保護・修復
- H2ブロッカー

胃の働きが過剰になっている
〈選ぶべき成分はコレ!〉
- 鎮痛・鎮《ちん》痙《けい》

どうも胃のあたりに不快な感じが……

痛みは?

ある →

まあ痛くて不快な感じタイプ
おもな症状
胃もたれ、胸焼け、げっぷ、胃の痛み、など

考えられるおもな原因

胃の働きが落ちている 食べすぎ・飲みすぎ
〈選ぶべき成分はコレ!〉
- 健胃
- 消化

胃酸の出すぎ・胃の粘膜に炎症がある
〈選ぶべき成分はコレ!〉
- 制酸
- 胃粘膜保護・修復
- H2ブロッカー

ない →

痛くはないけど不快な感じタイプ
おもな症状
胃もたれ、食欲不振、腹部膨満感、など

考えられるおもな原因

胃の働きが落ちている 食べすぎ・飲みすぎ
〈選ぶべき成分はコレ!〉
- 健胃
- 胃粘膜保護・修復
- 制酸

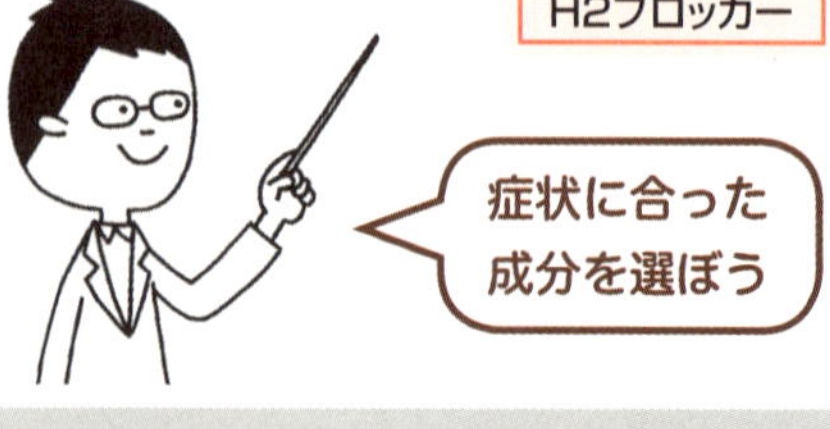

まずは当てはまる自分の症状を選び、「ここ最近、飲みすぎてるなぁ」「確かに仕事のストレスが溜まってるような」など予想される原因から適した成分を押さえましょう。

続いては、6つの効能ジャンルそれぞれの具体的な成分の名前とおもな働き、配合されている製品をご紹介します。

市販の胃腸薬に含まれるおもな有効成分とその働き

制酸成分…胃酸の出すぎによる胸焼け、胃もたれなどに効果的

- 炭酸水素ナトリウム
- 合成ヒドロタルサイト
- （メタ）ケイ酸アルミン酸マグネシウム

これらの成分は、胃酸を中和し、胃液に含まれる消化酵素・**ペプシン**の働きを抑えることで効果を発揮します。いずれも基本的に即効性の高さ、持続性の低さが特徴ですが、（メタ）ケイ酸アルミン酸マグネシウムなどアルミニウムを含む成分の作用はゆるやかに持続します。

こうした**制酸成分**はほとんどの市販薬に配合されていますが、なかでも**合成ヒドロタルサイト**は即効性と持続性を併せ持つスグレモノ。**『第一三共胃腸薬プラス』**（第一三共ヘルスケア）、**『スクラート胃腸薬S』**（ライオン）、**『パンシロンクールNOW』**（ロート製薬）などに配合されています。

胃粘膜保護・修復成分…あれた胃の壁を整えて不快感を解消

- テプレノン
- スクラルファート水和物
- セトラキサート塩酸塩

ストレスや暴飲暴食などで胃の粘膜のバリア機能が低下してしまうと、**空腹時などに起こる胃の不快感や痛み**、**食後の胃重**※、**膨満感**などが現れやすくなります。こうした症状に有効なのが、**胃の粘膜を保護・修復**する成分です。

テプレノンは胃壁からの粘液の分泌をうながしてバリア機能を高める働きにより、胃酸の攻撃から胃を守ります。市販薬では『新セルベール整胃』（エーザイ）などに配合されています。**スクラルファート水和物**は胃の粘膜の傷んだ部分のたんぱく成分と結合することで保護膜をつくり、傷んだ部分をバリアし、修復してくれます。市販薬では『スクラート胃腸薬』（ライオン）などがあります。

このほか、市販薬に配合されている胃粘膜保護・修復成分には、粘膜の血流増加により組織の新陳代謝をあげる**セトラキサート塩酸塩**があり、それぞれ作用の仕方はちがうものの、いずれも胃の不快な症状に効果的に働きます。セトラキサート塩酸塩が含まれる製品には『新センロック』（第一三共ヘルスケア）などがあります。

胃重【いじゅう】
胃が重たく感じられること。

健胃成分…疲れた胃腸を元気に動かす

- トリメブチンマレイン酸塩
- 生薬成分（ゲンチアナ、ケイヒ、ショウキョウなど）

「昔はこんなことなかったのに……」、そんな思いとともに、カツカレーを食べたあとの胃もたれに苦悶する40、50代の方も少なくないのでは？　歳とともに胃の働きも弱くなっていくものです。かと思えば、若い方だって飲みすぎた翌日、胃が固まったような食欲不振にあえいでいることでしょう。そんな、老若男女を問わない胃の不元気には**健胃成分**が重宝します。

トリメブチンマレイン酸塩は胃の筋肉に直接働いて、胃の蠕動運動※を活発に、リズミカルにしてくれます。大変効果的な成分だと思うのですが、現在、市販薬で配合されているのは『タナベ胃腸薬〈調律〉』

蠕動運動【ぜんどううんどう】飲食物の消化を助けるために、消化管がミミズのように動くこと。

（田辺三菱製薬）くらいとなっています。

ほかにも、香りや味などで胃液の分泌などを促進する**ゲンチアナ**や**ケイヒ**、**ショウキョウ**といった**生薬**※**成分**なども胃の元気を取り戻してくれる成分です。『第一三共胃腸薬プラス』（第一三共ヘルスケア）ほか多くの製品に使われています。

消化成分…酵素の力で食後のもたれを緩和する

- ジアスターゼ
- リパーゼ

消化活動を促進するには、胃を正しく元気に動かす以外に、食べたものを分解するというアプローチもあります。

ジアスターゼ、**リパーゼ**はいずれも消化酵素で、前者は**炭水化物**（**糖質**）に、**後者は脂もの**（**脂肪**）の分解に働きます。揚げ物やとんこつラーメンなどを食べたあとの**胃もたれ**、**膨満感**などには**リパーゼ**がお

生薬【しょうやく】
植物・動物・鉱物などの天然物を、そのままもしくは性質を変えない程度のかんたんな処理をして、医薬品やその原料にしたもの。

すすめです。これらの成分は制酸、健胃などの成分と一緒に配合されることが多く、前出の**『第一三共胃腸薬プラス』**（第一三共ヘルスケア）や**『タナベ胃腸薬〈調律〉』**（田辺三菱製薬）をはじめ、たくさんの製品に使われています。

鎮痛・鎮痙成分…胃が痛い！ キリキリ痛い！ そんな時に！

● ロートエキス

古くから用いられている胃腸の**鎮痛成分**のひとつで、**中枢神経**※に作用し、胃酸の分泌と消化管の運動を抑えることで効果を発揮します。高齢者や前立腺肥大などの患者の方が服用する際は、便秘を起こしやすくしたり尿を出しにくくする作用などがあり、注意が必要です。**『新センロック』**（第一三共ヘルスケア）、**『サクロン』**（エーザイ）、**『イノセアプラス錠』**（佐藤製薬）など、ほとんどの製品に配合されています。

中枢神経【ちゅうすうしんけい】
脳と脊髄《せきずい》からなり、神経系の働きの中枢を担っている部分。P.37のイラストも参照。

●ブチルスコポラミン臭化物

ロートエキスと同じ系統の抗コリン薬※に分類される成分で、過剰になった消化管の運動を抑えてくれます。高齢者や前立腺肥大などの患者の方の服用は要注意、という点もロートエキスと同じです。

さらに、この成分は内臓の筋肉のけいれんを抑える**鎮痙作用**が強く、たとえば胃けいれんによることが多い「食後に起こる、みぞおちに差し込むような痛み」に有効なほか、過度なストレスや緊張から生じるおなかの痛みを鎮める効果も高いのです。配合されている製品としては『ブスコパンA錠』(エスエス製薬)が有名です。

H2ブロッカー…胃酸の分泌を抑えて痛みを緩和

●ファモチジン

抗コリン薬【こうこりんやく】
自律神経のひとつ、副交感神経の働きを抑える薬の総称。胃腸の運動抑制ほか、さまざまな臓器に影響をおよぼす。

現在、市販薬の中で胃の痛みの症状にもっとも効果的なのが**H2ブロッカー**です。差し込むようなキリキリとした痛みがある場合、ひとつには胃粘膜の保護機能がさらに低下、もしくは消失している状態が考えられます。こうなると直《じか》に胃壁を胃酸が攻撃することで起こる炎症、さらに病状が進めば、胃や十二指腸の粘膜・組織などの一部が消失して潰瘍※ができてしまうことも！

こうした状態に対しH2ブロッカーの一種・**ファモチジン**は、痛みの重要な原因のひとつである胃酸の分泌を抑える働きをメインに、胃粘膜の修復にも作用して、痛みの症状を緩和・改善します。制酸成分のように出てしまった胃酸を中和するのでなく、胃酸をストップさせることで高い効果が得られるわけなのです。代表的な製品には『ガスター10』（第一三共ヘルスケア）があります。大変効果的な成分ですが、市販薬では15歳未満の子どもや、80歳以上の高齢の方は服用が禁じられています。

潰瘍【かいよう】 粘膜や皮ふの表面が炎症などでただれ、できたきずが深くえぐれたようになった状態。

便秘薬

出ているからといって、油断は禁物！
3タイプの便秘攻略法、教えます

たかが便秘、と侮るなかれ！

便秘とは大腸の機能がうまく働かず、スムーズな排便ができなくなった状態をいいます。便秘薬の目的は、**便秘を解消すること**ですが、実はそれだけではありません。便の排泄をうながすことで、便秘にともなう**肌あれ**や**吹き出物**、**腹部膨満感**、**頭重**※、**のぼせ**などの症状の緩和・改善を期待できるのが便秘薬なのです。

頭重【ずおも】
頭が重苦しいこと。

便秘には腸と便へのアプローチが有効

便秘薬の成分には、**直接または間接的に腸管へ刺激を与えて腸の働きを高めるもの**や、**糞便[※]が含む水分量を増やして便をやわらかくし、排泄しやすくするもの**などがあり、原因や症状によって使い分けます。

市販薬 YES or NO

ほかの病気によって引き起こされる「二次性便秘」にご注意！

便秘のタイプによっては市販薬が適していないケースがあります。なんらかの病気によって二次的に引き起こされる**二次性便秘**がそれにあたります。具体的には、**ヘルニア**や**大腸がん**、**甲状腺の病気**、**糖尿病など**から起こる便秘がそうです。

また便秘とともに、**腹痛**や**頭痛・めまい**、**倦怠感**[※]、**粘血便**[※]などの症状があったり、**便秘の期間が長期にわたる場合**も二次性便秘が疑われま

糞便【ふんべん】
肛門から排出される便のこと。

倦怠感【けんたいかん】
体がだるく感じられること。

粘血便【ねんけつべん】
ドロッとした粘液と血液が混ざった便のこと。

す。いずれの場合も、早急に病院やクリニックなどの医療機関を受診するようにしましょう。

市販薬の選び方

まずはあなたの便秘のタイプを見極めよう！

市販薬が適しているとされる便秘は**常習性**と呼ばれるタイプの便秘で、大きく**急性**と**慢性**に分けられます。**急性**は一時的なもので、妊娠中や旅行先、ダイエット中などに起こりやすく、また、偏食や水分・食物繊維不足も原因のひとつとなります。一方、**慢性**はおもに次の3パターンに大別されます。

腸の構造

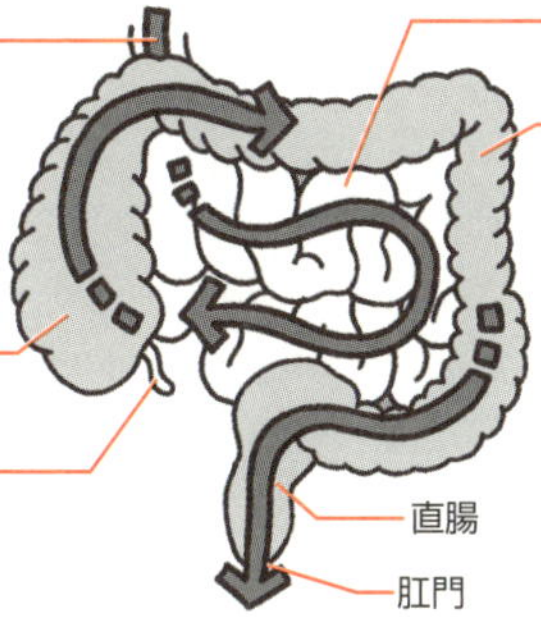

盲腸、直腸も大腸の一部。十二指腸から小腸へ送られた消化物は、小腸を通る間に水分や栄養が吸収されて、カスだけになっていく。大腸を通り、最終的に糞便となって肛門から排出される。

1 弛緩《しかん》性便秘

大腸が便を出そうとする働きの低下などで、必要以上に糞便の水分が大腸で再吸収されることから起こる。便は**少量で太く硬い**状態。

2 けいれん性便秘

副交感神経※の不調から、大腸内での糞便のスムーズな移動が妨げられて起こるタイプ。便は**丸くコロコロとした兎糞《とふん》状で、量は少ない。**

3 直腸性便秘

通常、大腸から直腸へ便が移動すると便意をもよおすが、便意をがまんし続けたり、作用の強い便秘薬の常習などで、便意が起こらなくなっ

■便秘の種類と適した成分のタイプ

	弛緩《しかん》性便秘	けいれん性便秘	直腸性便秘
刺激性	○	基本的に避ける	◎
塩類系	◎	◎	◎
膨潤性	◎	◎	◎
浸潤性	○	◎	○
浣腸《かんちょう》剤※	△	基本的に避ける	◎

※おもに排便を目的として、肛門から直腸に注入する液剤のこと。

副交感神経【ふくこうかんしんけい】自律神経のうち、心身を休ませ、守るために働く作用。唾《だ》液を分泌したり、鼻水や尿をつくったりする。

てしまうのがこのタイプ。「出ない」ではなく**「出せない」**ことがつらくなる。便は**途切れやすく硬い状態。**

排便の回数や便の量・状態、排便時の痛みなどを確認しながら、あなたの便秘のタイプを見定めましょう。

・市販薬で使われているおもな成分と効果的な便秘のタイプ

市販の便秘薬のおもな成分と、効果的に働く便秘タイプの関係は右ページの表のようになります。

続いてそれぞれのおもな成分をご紹介していきます。おもな症状や、体質・生活習慣などを考慮して、適切な薬を選びましょう。

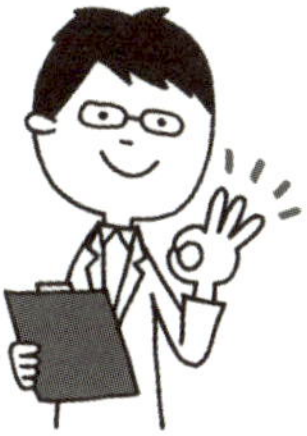

市販の便秘薬に含まれるおもな有効成分とその働き

刺激性成分…大腸の運動を活発にする

各成分に共通するのは腸を刺激して排便にかかわる大腸の運動を促進させる働きです。

基本的に作用は強く、即効性も高い成分で、体質的に合わない人には腹痛、下痢《げり》などの副作用も見られます。また、長期間飲み続けることで**慣れ**やすく、使用量が増える、薬が手放せなくなるといったことも起こりやすいので注意が必要です。

効果は**ビサコジル**がもっとも強く、ついで**センナ**、一番おだやかなのが**ピコスルファートナトリウム水和物**となります。

●ビサコジル

ビサコジルは胃を刺激する成分のため、**腸溶性**※の製剤※にします。このため胃腸薬などに含まれる制酸成分※や牛乳、アルカリ性の飲食物を服用の1時間前後に摂《と》った場合、ビサコジルの効果が弱まる恐れがあります。

『コーラック』、『コーラックファースト』（ともに大正製薬）、『スルーラックプラス』（エスエス製薬）などに配合されています。

● センナ（センノシド）

マメ科の植物である**センナ**は、その実と葉が医薬品として使われています。センナは体の中で**センノシド**という有効成分に分解されて作用します。『スルーラックプラス』（エスエス製薬）など、多くの製品に配合されています。

● ピコスルファートナトリウム水和物

腸溶性【ちょうようせい】胃で溶けづらく、アルカリ性の腸液で溶けやすいこと。成分が腸で効果的に働く。

製剤【せいざい】使用しやすいように加工された医薬品のこと。⇔原薬

制酸成分【せいさんせいぶん】胃酸を中和して胃を守る成分。

刺激性成分の中では比較的おだやかな作用の成分で、副作用や習慣性も低いのが特徴です。『ビオフェルミン便秘薬』（ビオフェルミン製薬）などに含まれています。

塩類系成分…**腸内の水分量を増やして便の通りを円滑化**

● 酸化マグネシウム　● 水酸化マグネシウム

これらの成分には、腸内の水分量を増やして腸の蠕動運動※を高める働きがあります。おだやかな作用で、習慣性の低い成分といえます。**酸化マグネシウム**は『スラーリア便秘薬』（ロート製薬）、『スルーラックデルジェンヌ』（エスエス製薬）などに、**水酸化マグネシウム**は『ミルマグ液』（エムジーファーマ）などに入っています。

蠕動運動【ぜんどううんどう】飲食物の消化を助けるために、消化管がミミズのように動くこと。

膨潤性成分…便を膨らませて腸を刺激

- プランタゴオオバタ種皮

プランタゴオオバタはオオバコ科の植物の一種で、一緒に飲んだ水などの水分と混ざり合い、硬くなった便に浸透して便を膨らませることで腸を刺激し、腸の運動を高めます。『サトラックス』（佐藤製薬）、『コーラックファイバー』（大正製薬）、『スルーラックデトファイバー』（エスエス製薬）などの製品に含まれています。

浸潤性成分…便に水分を含ませてやわらかくする

- ジオクチルソジウムスルホサクシネート（DSS）

便の水分吸収を高め、便をやわらかくして排泄しやすくする成分です。単体ではなく、**ビサコジル**、**センナ**などの刺激性成分をサポートする形で配合されることが多いです。

浣腸剤※…とにかく「即効性の高さ」がウリ

● グリセリン

使用してから効果が現れるまでの時間が非常に短いのが大きな特徴です。ただし、体質に合わない場合などの腹痛や下痢が起こることがあります。**グリセリン**を使用した製品は、トップブランドの**『イチジク浣腸』**（イチジク製薬）が有名です。

浣腸剤【かんちょうざい】
おもに排便を目的として、肛門から直腸に注入する液剤のこと。

Column
コラム

生活習慣からも便秘解消に努めよう

つらい便秘に便利な便秘薬ですが、長期の使用によって習慣性を生む成分もあり、腸自体が運動をさぼるようになってしまうことも。そこで便秘改善のためのかんたんな生活習慣改善ポイントをご紹介します。日々心がけることで自然なお通じを目指しましょう。

運動…弛緩《しかん》性便秘には腹筋を鍛えるのが効果的です。腹筋の筋力を強化することで腸の運動機能が改善され、便を押し出す力が高まります。

食事…ごぼう、キムチ、ヨーグルト、漬物など、食物繊維や乳酸菌を含む食材を積極的に摂《と》るよう心がけましょう。ただし、キムチ、漬物は単に漬け込んだだけでなく、発酵させてあるものでないと意味がありません。また、乳酸菌は胃酸で殺されてしまうタイプのものもあるため、胃酸に強いタイプ、もしくは食後に摂るようにします。

習慣…日常において、「朝食を食べる」「ダイエットなどで食事量を減らしすぎない」「自然な便意をがまんしない」などに気をつけることで、体は正しい排便のリズムを取り戻していきます。

止《し》瀉《しゃ》薬《やく》・整腸薬
（下《げ》痢《り》止め薬など）

いつも急に襲ってくるけれど……「止めていい下痢」と「止めてはダメな下痢」を見極める！

おなかが痛くて便がゆるい……下《げ》痢《り》の原因はさまざま

食あたり、水あたりや、食べすぎ、飲みすぎなど、「おなかをこわした」時に用いられる**下《げ》痢《り》止め薬**のことを**止《し》瀉《しゃ》薬《やく》**といいますが、ほかにも、精神的なストレスから起こるものや、かぜなどの感染症によるものなどにも使用されます。

市販のものでは、腸内に入ってきた細菌を殺菌する成分や、ストレスなどで自律神経※のバランスが崩れて起こる腸の異常な運動を抑える成分などが使われています。

便通を整えるには、整腸薬が活躍！

整腸薬は腸内の細菌バランスを整えて、下痢や軟便、腹部膨満感などを改善し、便通を整える薬です。配合される成分のメインは、悪玉菌の作用を抑える乳酸菌などの**善玉菌**です。

市販薬 YES or NO

がまんは禁物！ 体に負担を感じたらすぐに受診を

そもそも下痢とは体の中の悪いもの、不要なものを排除するための防御機能なので、むやみに止めていいものではありません（126ページ参照）。状況によってやむをえず使う時も、市販薬が適当と考えられるのは、おもに**急性**で**非感染性**のものになります。具体的には食

自律神経【じりつしんけい】
呼吸や消化吸収、心臓を動かすなど、生命を維持するために、意思をともなわずに行われる働きに関与する神経のこと。

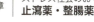

べすぎ、飲みすぎやストレスから起こる**運動亢進性下痢**※、病原微生物の毒素や食物アレルギーからの**分泌（滲出）**※**性下痢**などの場合です。

・感染症には要注意！　重篤《じゅうとく》な病気のサインの可能性も

一方で、次のようなケースでは、市販薬に頼らず、病院やクリニックの受診をおすすめします。

■激しい腹痛や吐き気などをともなう急性の下痢である

↓食中毒など**細菌性の下痢**の可能性があります。

■発熱をともなう下痢である

↓細菌性食中毒による**感染性腸炎**や、**虚血《きょけつ》性大腸炎のほか重大な病気**によって起きている下痢の恐れがあります。

■便に血液や粘液が混入している

↓**腸管出血性大腸菌（O－157など）**や**赤痢《せきり》菌**などの感染、**潰《かい》瘍《よう》性大腸炎**、クローン病などの**炎症性疾患《しっかん》**、**大腸がん**などの可能

亢進【こうしん】
高まること。

滲出【しんしゅつ】
にじみ出ること。

性があります。

■**症状が慢性的で下痢と便秘をくり返す**
↓**過敏性腸症候群**の可能性があります。

市販薬の選び方

3種類の下痢のタイプに合わせて選ぶ!

基本的に市販薬で対応する下痢には3つのタイプがあります。その前に、大腸の機能をごくかんたんにご説明しましょう。

・大腸が正常に働くには自律神経のバランスがカギ

大腸のおもな役割は、小腸を通って移動してきた腸内容物※から水分を吸収して**糞便**※をつくり、**蠕動運動**※によって腸内を移動させ、排泄へ導くこと。この蠕動運動は自律神経でコントロールされているため、不安や緊張、ストレスなどの刺激で自律神経のバランスが崩れると影響を受けます。

腸内容物【ちょうないようぶつ】 胃や小腸で消化・吸収された飲食物の残り物のこと。

糞便【ふんべん】 肛門から排出される便のこと。

蠕動運動【ぜんどううんどう】 飲食物の消化を助けるために、消化管がミミズのように動くこと。

■下痢の種類および背景と選択すべきおもな成分

種類	腸内の状態	おもな原因・背景	選択すべきおもな成分
運動亢進性	腸管の運動が亢進している	不安、緊張、ストレスなど精神的な要因	◎腸管運動抑制成分 ○収れん※成分 ○整腸生菌成分
浸透圧性	消化・吸収の働きに障害がある	乳糖不耐症、暴飲暴食など	◎整腸生菌成分 ○収れん成分
分泌(滲出)性	腸管からの水分の分泌亢進	食あたり・水あたり、食物アレルギー、病原微生物の毒素など	◎殺菌成分 ○整腸生菌成分

※縮めたり、引き締めたりすること。

1 運動亢進性下痢…腸の運動に異常があるタイプ

自律神経のバランスが崩れ、副交感神経系が優勢になると**腸管の運動が亢進**します。そうして起こるのが**運動亢進性下痢**です。運動機能が高まりすぎて、通常よりも大腸での滞在時間が短くなって水分の吸収が足りず、下痢を起こします。

2 浸透圧性下痢…胃腸の消化や吸収の働きに異常があるタイプ

おもに食べすぎ、飲みすぎや、**乳糖不耐症**※の人などに見られる症状です。飲食物の消化後、吸収されにくい物質が残り、それが大腸で滞ったり、なんらかの原因で腸壁が炎症を起こすと、大腸が水分などを吸収できずに下痢になります。

3 分泌（滲出）性下痢…食あたり、水あたりに多いタイプ

大腸では粘液なども分泌され、腸壁の粘膜保護や、腸内容物のスムーズな移動などに作用しています。ところが、粘液も水分の一種であり、分泌が多くなりすぎると下痢の要因になってしまいます。これが**分泌（滲出）性下痢**です。おもな原因には腐敗した飲食物による食あたり、水あたりや、小麦、魚介など特定の食品で起こる食物アレルギーなどがあります。

乳糖不耐症【にゅうとうふたいしょう】
分解酵素の不足などで、牛乳などに含まれる乳糖が分解できず、下痢などを起こしてしまうこと。

・市販薬で使われているおもな成分と効果的な下痢のタイプ

一般的にドラッグストア等で売られている止瀉薬、整腸薬のおもな成分と、それが効果的に働く下痢のタイプの関係は118ページの表のようになります。

続いて、それぞれの成分についておもなものをご紹介します。おもな症状や、その強弱、自分の体質・生活習慣などを考慮して、成分の作用や特徴を踏まえ、適切な薬を選びましょう。

市販の止瀉薬・整腸薬に含まれるおもな有効成分とその働き

腸管運動抑制成分…大腸の過剰な運動を抑える

- ロペラミド塩酸塩
- ロートエキス

腸の動きすぎが原因であるなら、それを抑えればいい。というわけで、腸の運動を抑制するのがこの成分の特徴。とくに効果が高いのが**ロペラミド塩酸塩**です。効きめがいいことで注意したい点としては、腸の運動を止めるスイッチを強制的に押してしまうような成分のため、食あたりや水あたりなど、体の中に細菌などの排出しなくてはいけないものがある時は服用しないこと。また、小児への安全性が未確立のため、15歳未満は使用しないようにします。ロペラミド塩酸塩が入っているおもな製品には**『トメダインコーワ』**（興和）があります。

このほか、胃腸薬の痛み止め成分としても配合される**ロートエキス**☆も、腸の過剰な運動を抑える働きがあります。このため、同じ成分を含む胃腸薬などとは一緒には飲まないようにしましょう。ロートエキスを含む製品には**『ストッパ下痢止めEX』**（ライオン）、**『新タントーゼA』**（第一三共ヘルスケア）などがあります。

【☆】ロートエキスについては、P.100を参照。

整腸生菌成分…菌バランスを整えて腸内環境を安定化

腸の活動が正常になるか否かのカギを握る重要な存在、それが善玉菌※と呼ばれる菌たちです。極端な話、善玉菌が優勢の優秀な腸内環境なら、ちょっと腐ったものを食べても大丈夫なくらいです。

そこで、善玉菌を補給して腸内環境を整え、善玉菌が育ちやすい状態にするのがこれらの成分です。

● 乳酸菌（ビフィズス菌、フェーカリス菌、アシドフィルス菌など）

善玉菌成分の代表的なものとしてビフィズス菌、フェーカリス菌、アシドフィルス菌などの**乳酸菌**があります。腸の中で乳酸という物質をつくり、腸内の酸性度合いを上げて有害な菌が育つのを阻止する働きのある菌の総称です。配合されているおもな製品には『新ビオフェ

※**善玉菌**【ぜんだまきん】
↓P.115参照。

ルミンS錠』（ビオフェルミン製薬）、**『パンラクミン錠』**（第一三共ヘルスケア）などがあります。

●宮入菌《みやいりきん》

酪酸菌《らくさんきん》の一種である**宮入菌《みやいりきん》**も腸内環境の改善に効果を発揮する善玉菌のひとつです。ある実験では腸管出血性大腸菌（O－157）の毒素がつくられるのを大きく抑制したという報告もあります。**『強ミヤリサン（錠）』**（ミヤリサン製薬）などに配合されています。

殺菌成分…**腸内の有害な菌に効く**

●ベルベリン塩化物水和物 ●タンニン酸ベルベリン

腸内の有害な菌が増えるのを防ぐ成分です。殺菌作用のメインとなる**ベルベリン**は**オウバク**という生薬※の薬効成分のひとつです。**ベルベリン塩化物水和物**は**『ワカ末止瀉薬錠』**（クラシエ薬品）、**『新タントーゼA』**（第一三共ヘルスケア）などに入っています。

また、**タンニン酸ベルベリン**は腸の中で**タンニン酸**と**ベルベリン**に分解され、**タンニン酸**は収れん※作用を現します。配合されている製品には**『ビオフェルミン下痢止め』**（ビオフェルミン製薬）、**『ストッパ下痢止めEX』**（ライオン）などがあります。

収れん成分…傷んだ腸管を保護・修復する

● タンニン酸アルブミン

腸の粘膜にくっつき、炎症などで傷んだ部分を守ってくれる成分です。また、粘液の分泌を抑え、腸内の水分量を減らす働きもあります。

生薬【しょうやく】
植物・動物・鉱物などの天然物を、そのままもしくは性質を変えない程度のかんたんな処理をして、医薬品やその原料にしたもの。

収れん作用【しゅうれんさよう】
一般に、皮ふや血管を収縮、引き締めて整える働きをいう。ここでは腸粘膜を保護し整える働きを指す。

気をつけたい点としては、この成分に含まれる**アルブミン**という物質は牛乳からつくられるため、牛乳にアレルギーのある方は服用を控えるべきでしょう。

この成分が配合されているおもな製品には**『ビオフェルミン止瀉薬』**（ビオフェルミン製薬）、**『新タントーゼA』**（第一三共ヘルスケア）などがあります。

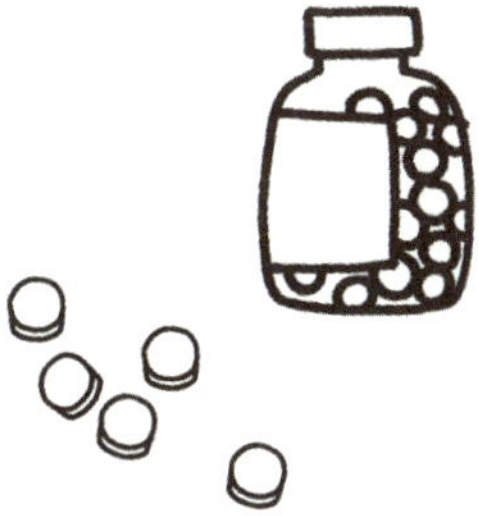

Column
コラム

下痢《げり》は体を守ってる!!

下痢《げり》と聞いた瞬間、「止めなくては」という発想になる方、確かに時と場合によってはそうかもしれませんが、そもそも下痢というのは、**不要・有害なものを体の外へ排泄させるための、体が備えている防御反応**なのです。さらにいえば、下痢を止める効果が強すぎた場合、便秘や腸内環境の悪化、ひいては別の病気の大事なサインを見逃してしまうことにも！

こうしたことから、止瀉薬《ししゃやく》の服用期間は3日間が限度、整腸薬についても1ヶ月を目安とするのが望ましいでしょう。

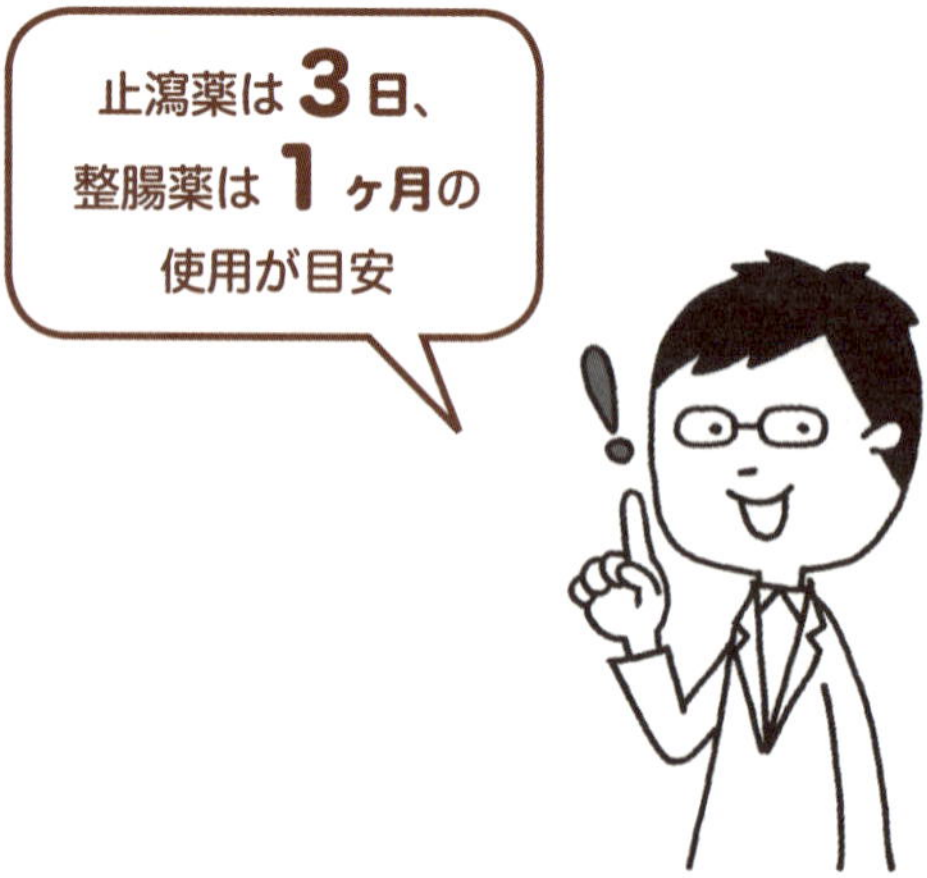

第4章

“国民病”ともいわれる肩こり&腰痛などを改善する薬

打撲《だぼく》やねんざなどの急性のものから、慢性の腰痛・肩こりまで。体のコリ・痛みなどに外側からケアする薬をご紹介!

外用消炎鎮痛薬（貼り薬など）

肩こり・腰痛・関節痛などの体の痛みには、「急性は冷やす」「慢性は温める」がキホン

痛いところに直《じか》に働きかけて、決め打ちで効く！

筋肉、関節などのコリや痛みといった症状を緩和・改善するために、患部に直接塗ったり、貼ったりするのが**外用消炎鎮痛薬**です。有効成分は皮ふから直《じか》に吸収されるので、飲むタイプの鎮痛薬に見られる胃腸障害※などの副作用の心配はほぼいりません。

胃腸障害【いちょうしょうがい】胃に痛みが出たり、むかつきが生じたりすること。

市販薬
YES or NO

市販の薬を使うのはいわゆるフツーのけがや肩こり

痛みの起きる場所や時期、また痛みを感じる時の動きなどを思い返しながら、市販薬の使用が適当かどうかを判断します。

市販薬を使うのがよいと思われるケースは、**ねんざ**や**打撲**《だぼく》といった明らかなけがや、運動などによる**筋肉痛**、また、過度の労働やストレスなどから生じた**肩こり**、**腰痛**、**関節痛**、**神経痛**など整形外科的もしくは内科的疾患《しっかん》などが背景にない痛みです。

とくにけがをした覚えもないのに痛みがだんだんと悪化していって、耐えがたい痛みになっているようなケースでは、すぐに病院やクリニックなど医療機関を受診しましょう。

〈市販薬の使用が適しているおもなケース〉

①運動、肉体労働などによる筋肉、骨、関節などの疲労からくる筋肉痛など

②四十肩、五十肩

③ねんざ、打撲などのけが

④OA機器の利用などVDT[※]症候群による肩こりや、関節・筋肉の痛み

⑤同じ姿勢を続けることで生じた体のこわばり感など

〈市販薬の使用が不適当となるおもなケース〉

①膠原病《こうげんびょう》、変形性関節炎などから生じる関節痛

②リウマチ性多発性筋痛症、線維筋痛症などから生じる筋肉痛

③胆石症、慢性膵炎《すいえん》、帯状疱疹《たいじょうほうしん》などから生じる腰や背中の痛み

④心疾患《しんしっかん》、消化器系疾患、肺疾患などから生じる肩こり

VDT症候群【ぶいでぃーてぃーしょうこうぐん】
パソコンなどのディスプレイ（VDT：ビジュアル・ディスプレイ・ターミナル）を使用した長時間の作業により、目、身体、心に影響の出る病気。

〈痛みはじめの時期や痛みが続いている期間から判断した市販薬の適正〉

急性は**当日から数日間**、慢性は**数週間〜3ヶ月以上継続**とした時に、市販薬の適不適は次のように考えられます。

○　急性の痛みで、ぎっくり腰、打撲など原因がはっきりしている
○　慢性の痛みで、気温や湿度の変化で断続的な痛みがあるものの、安静時にはおさまる
×　急性、慢性ともに、徐々に痛みが悪化し、耐えられない状態になったり、安静時でも痛みが強い
↓骨折などの可能性があります。

〈痛む時の動きや姿勢などから判断した市販薬の適正〉

○　動きはじめるとともに痛みが現れ、安静時には軽快する

×　朝、起床時に痛む
↓膠原病などに特有の朝のこわばり、痛みの可能性があります。
×　安静時でも痛い
↓内臓の病気が原因となっている可能性があります。
○　長時間同じ姿勢をとることが多い
○　重いものを持つことが多い

このほか、貼付剤※でアレルギーを起こしたことがある人なども、使用を控えるようにしましょう。たとえば、**光線過敏症**※がある人の場合、ジクロフェナクナトリウムやケトプロフェンの入った製品を使った部位に日光などが当たって、発疹※・発赤※などの皮ふ症状が起こる可能性があります。

炎症が起きている間は冷やし、炎症がおさまったら温める

貼付剤【ちょうふざい】湿布などの、貼り薬のこと。

光線過敏症【こうせんかびんしょう】少量の日光の照射量で、皮ふが赤くなったりかゆくなったりする症状のこと。

発疹【ほっしん】皮ふに、斑点などの変化が起きること。

発赤【ほっせき】皮ふや粘膜などが赤くなること。

市販の**外用消炎鎮痛薬**は大きく分けて**冷やすタイプ**と**温めるタイプ**に分けられます。ねんざや打撲、ぎっくり腰などのけがの場合、起きてしまった直後から数日間の、腫《は》れや痛みをともなう急性期には炎症を抑える**冷やすタイプ**を使います。

一方、急性の炎症がおさまったあとは、患部の血のめぐりをよくして、固まった筋肉をほぐし、治りを早めるために血行促進に働く**温めるタイプ**に切り替えます。このほか、冷えや同じ姿勢を続けることなどで起こる**血行不良**による**慢性的に痛みが続く肩こりや腰痛**にも、温めるタイプが有効になります。

・とってもシンプルな「冷やす」「温める」のジャッジ方法

シンプルながら非常に明確な判断基準に、**お風呂に入った時の痛みの具合**があります。単純に、温めて楽になるのであれば**温めるタイプ**を、逆に違和感や痛みが生じるのであれば**冷やすタイプ**を用います。

市販の外用消炎鎮痛薬に含まれるおもな有効成分とその働き

・痛みに効く成分（基本的に温めないタイプ）

消炎鎮痛成分

- ロキソプロフェンナトリウム水和物
- ジクロフェナクナトリウム
- フェルビナク
- インドメタシン

いずれも**非ステロイド性**という分類にあたる**消炎鎮痛成分**です。有効成分は皮ふ表面から吸収され、痛みを増強させる物質・**プロスタグランジン**※がつくられるのを妨げて、患部の炎症や痛みを緩和・改善します。

プロスタグランジン
【ぷろすたぐらんじん】
体の中でつくられるホルモンに似た物質。痛みの感覚の増幅や、体温上昇、炎症発生などにかかわる。

これらの成分に共通する注意点に、短期間で大量に使用したり、長い期間続けての使用は行わないというものがあります。とくに急性の痛みに使用する場合は、塗り薬では1週間あたり50g（50ml）を超えての使用、貼付剤では2週間以上の使用は、いずれも避けることとされています。

ロキソプロフェンナトリウム水和物、**ジクロフェナクナトリウム**はいずれも抗炎症・鎮痛作用に優れた成分です。ロキソプロフェンナトリウム水和物は『ロキソニンSテープ』（第一三共ヘルスケア）、ジクロフェナクナトリウムは『ボルタレンEXテープ』（グラクソ・スミスクライン・コンシューマー・ヘルスケア・ジャパン）などに配合されています。そのほかの成分が入っているおもな製品は次のとおりです。

フェルビナク
［ゲル・クリーム剤］…『サロメチールFBゲルα』（佐藤製薬）

インドメタシン

［貼付剤］…『バンテリンコーワ新ミニパット』（興和）

［ゲル・クリーム剤］…『バンテリンコーワクリーミィーゲルEX』（興和）

冷感刺激成分

● サリチル酸（メチル、グリコール）
● l－メントール
● dl－カンフル

サリチル酸（メチル、グリコール）はいずれも消炎鎮痛作用を持つほか、血行を促進して痛みを抑える働きもあります。おもな配合製品には、貼付剤の『ハリックス55EX冷感A』（ライオン）、ローション・スプレー剤では『ニューアンメルツヨコヨコA』（小林製薬）などがあります。

l－メントールは貼られた、もしくは塗られた場所を刺激して**清涼感**を与えます。市販の外用消炎鎮痛薬では、剤形※を問わず、ほとんどの製品に配合されています。

dl－カンフルは**消炎作用**を持ち、痛みやかゆみを抑えます。市販薬では、貼付剤で『点温膏《てんうんこう》K』（クラシエ薬品）などに配合されています。

・痛みに効く成分（温めるタイプ）

温感成分
● トウガラシエキス　● ノニル酸ワニリルアミド

トウガラシエキスは、辛み成分の**カプサイシン**が皮ふを刺激して血行を促進します。また、カプサイシンの仲間である**ノニル酸ワニリル**

剤形【ざいけい】 錠剤、カプセル、軟《なん》膏《こう》など、医薬品の形状のこと。

アミドも同様な効果を発揮します。

トウガラシエキスが配合されているおもな製品には貼付剤の『ハリックス55EX温感A』（ライオン）などがあります。

ノニル酸ワニリルアミドは貼付剤の『点温膏K』（クラシエ薬品）、『トクホンエース ホット』（大正製薬）、ローション剤の『ニューアンメルツヨコヨコA』（小林製薬）などに配合されています。

以下は、各剤形の特徴と、適した症状です。

〈貼付剤〉

・**パップ剤**…比較的厚い素材で水分を含む割合が高いため、**冷却効果に優れており、炎症を起こしている患部には有効。**通常、粘着力が弱いので皮ふには**低刺激**。

・**プラスター剤**…脂に溶けやすい性質の薄い素材を使用しており、**冷却効果を必要としない慢性化した症状**に適している。粘着力が強いので関節など動きの激しい場所でもはがれづらい。

〈塗り薬、スプレー〉

- **軟膏《なんこう》**…すり込みながら使うことで**マッサージ効果も期待できる**点などから、どちらかというと**慢性の温める症状**に適している。
- **クリーム**…薬剤の浸透性に優れており、ベタつき感も少ないのが特徴。軟膏と同じく、すり込みながら使用すると、マッサージ効果も。
- **ローション、スプレー剤**…アルコールを含んでいるので、**清涼感**や**冷却効果**が期待できる。一方で、アルコールによる**脱脂作用**※から、続けての使用により皮ふ表面のバリア機能が崩れやすくなることもあり、とくに敏感肌の人は注意が必要。
- **ゲル**…薬剤の浸透性に優れており、患部を冷却する効果もある。比較的、皮ふへの刺激も少ないものが多い。

脱脂作用【だっしさよう】
脂肪分や油脂分を取り去る働き。

Column
コラム

急な痛みにはまず「ＲＩＣＥ」を行おう

ねんざの直後やスポーツ後の筋肉痛など24～48時間以内の、いわゆる急性期の痛みには、薬を使う前にまず**ＲＩＣＥ療法**と呼ばれる応急処置を行うことで、**炎症や腫《は》れを軽くする効果が高くなる**とされています。ＲＩＣＥは、Rest、Ice、Compression、Elevationの頭文字をとった呼び名です。意味は下の表のとおりです。

ＲＩＣＥ療法はスポーツによるけがなどに対して用いられる応急処置法で日本整形外科学会などでもその有効性が評価されています。

Rest：安静	楽な姿勢をとり、患部を動かさない
Ice：冷却	氷パックなどで15～30分ほど患部を冷やす
Compression：圧迫	包帯、添え木などで患部を圧迫する
Elevation：挙上	できるだけ長く、心臓よりも患部を高い位置に置く。むくみの改善につながる

第5章

皮ふ・粘膜に関する薬

種類が豊富で専門家でも迷う!?

隠れた人気商品・目薬から、虫さされや水虫などのがまんできないかゆみに効くものまで。「あると安心」な充実ラインナップ!

点眼薬（目薬）

一滴で視界が一変するスグレモノ スッキリな爽快感！ でも効きめには無関係!?

目薬は眼科用薬のひとつ

目の疲れやかすみ、かゆみなどいろいろな目の調子の悪さを改善する外用薬を**眼科用薬**といい、目薬（**点眼薬**）、**洗眼薬**、**コンタクトレンズ装着液**などがあります。

この中で目薬は、市販薬の場合、配合されている成分から大きく、**一般点眼薬**、**抗菌性点眼薬**、**アレルギー用点眼薬**に分類され、**人工涙液**《るいえき》、されます。

●「さし心地」も目薬選びのポイント

「スキッと爽快な感じがいいですか？ あるいは刺激がない方がお好みですか？」

薬剤師※・登録販売者※が、店頭でお客さんからどの目薬がいいか尋ねられた場合、改善したい症状を聞いたうえで、ほぼ必ず聞くのがこの質問です。

目薬は、多くのドラッグストアで売り上げのTOP3に入る人気の商品。そこでラインナップを充実させるお店も多く、数十種類以上から選べる状況も珍しくありません。とはいえ、それがすべて異なる効果・効能を持つかといえば、さにあらず。何社ものメーカーから発売されている何種類もの製品は、ぶっちゃけ、ほぼ同じ成分を使った似たり寄ったりのものがいくつも並んでいるのが実状です。

このため**さし心地**は、目薬選びの結構大きなポイントとなります。

薬剤師【やくざいし】
↓P.9参照。

登録販売者【とうろくはんばいしゃ】
↓P.9参照。

同じような効きめの製品であれば、最終的には「すごく清涼感が欲しい」「刺激はない方がいい」といった好みで選ぶことになるからです。

スキッとしたさし心地の正体とは？

しばしば「刺激はない方がいいんだけど、効きめはある方がいいんだよね」といったことを言われますが、**これは誤解です**。目薬の清涼感は、含まれているメントールやアルコール、薬液の酸性・アルカリ性の度合いを調整することで生まれる**単なる感覚的な刺激**です。

気分的にリフレッシュできるなど、爽快なさし心地のメリットはあるとは思われますが、とくに薬としての効き方には関係がないのです。

市販薬 YES or NO

激しい痛みや強いかすみなどがある場合は、すみやかに医療機関へ

基本的に市販薬を使うのは、**疲れ目、結膜充血、結膜炎、ドライアイ**※

ドライアイ【どらいあい】
涙の量が減って目の表面が乾き、疲れやかゆみ、痛みなどの症状が出る病気。エアコンによる空気の乾燥や、パソコン作業などでまばたきが減ることなどが原因のひとつと考えられている。

イなど**目の表面の比較的軽い症状**に対して。次のようなケースでは、病院やクリニックなどを受診することが望ましいでしょう。

■激しい目の痛み・かすみがある

↓白内障、緑内障、角膜潰《かい》瘍《よう》、眼球の外傷などの可能性があります。

■強い目のかすみ、視力の異常、目の外観・感覚に変化がある

↓目以外が原因となってい

目の構造

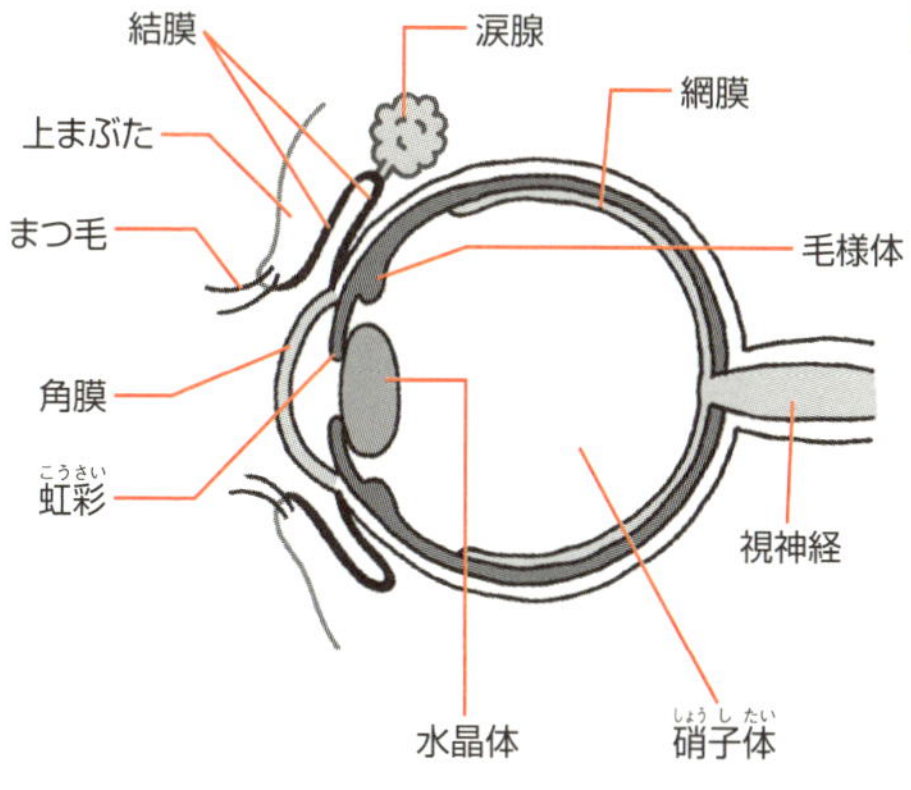

虹彩《こうさい》の働きで目に入る光の量を調節し、毛様体が水晶体の厚さを変えて遠近のピントを合わせる。網膜に映った情報は電気信号に変えられ、視神経を通って脳へ送られる。

る病気の可能性があります。

市販薬の選び方

不快な症状に合わせて膨大な製品の中から適したものを選ぼう

市販の目薬に使われているおもな成分の中から、ここでは次の4つの効能ジャンルを取り上げます。

1 充血に効く…**充血除去成分**

2 かゆみ、炎症に効く…**消炎・収れん※成分、抗炎症成分、抗アレルギー成分、抗ヒスタミン※成分**

3 疲れ目に効く…**調節機能改善成分、ビタミン類成分、アミノ酸類成分**

4 結膜炎、ものもらいなどに効く…**抗菌成分**

収れん【しゅうれん】 一般に、皮ふや血管を収縮、引き締めて整える働きをいう。

ヒスタミン【ひすたみん】 体を守る免疫機能において重要な役割を担う物質。作用する部位によってさまざまな働きをする。P.49も参照。

市販の目薬に含まれるおもな有効成分とその働き

・充血に効く成分

充血除去成分

● ナファゾリン塩酸塩
● テトラヒドロゾリン塩酸塩

目の毛細血管を収縮させて結膜の充血を抑える成分です。また、これらは、鼻づまりの緩和・解消に働く、点鼻薬にも使用されます（60ページ参照）。

目の充血を抑える効果は**テトラヒドロゾリン塩酸塩**よりも**ナファゾリン塩酸塩**の方が高くなります。反面、ナファゾリン塩酸塩を長期にわたって使い続けると、薬の効果が切れた時にかえって充血してしまうリバウンドが起こりやすくなるため、注意が必要です。また、5～6日ほど使っても充血が改善されない場合、目の内側の病気から起こる**毛様充血**※ほか危険な状態の可能性もあることから、病院・クリニックなどの受診をおすすめします。

ナファゾリン塩酸塩を配合しているおもな製品には『ロート デジアイ』（ロート製薬）などがあります。テトラヒドロゾリン塩酸塩は、『スマイル40EX』（ライオン）、『サンテFXネオ』（参天製薬）、『ロートリセb』（ロート製薬）ほか多くの製品に入っています。

・かゆみ、炎症に効く成分

消炎・収れん成分

- ε《イプシロン》－アミノカプロン酸
- グリチルリチン酸二カリウム
- 硫酸亜鉛水和物

毛様充血【もうようじゅうけつ】
黒目のまわりから外側に向かってする充血のこと。

いずれの成分にも共通するのは、目の炎症を抑える働きです。**ε《イプシロン》－アミノカプロン酸**、**グリチルリチン酸二カリウム**は炎症を起こす原因となる物質が生じるのを間接的に抑える働きがあります。両成分ともに多くの製品に配合されており、おもなものとしては、ε－アミノカプロン酸は『サンテメディカル12』（参天製薬）など、また、グリチルリチン酸二カリウムは『サンテPC』（参天製薬）などがあります。

硫酸亜鉛水和物は、炎症の原因となる結膜の粘膜にできたきずなどを修復する収れん作用と炎症を抑える作用を持ちます。使われているおもな製品は『大学目薬』（参天製薬）、『ロートV11』（ロート製薬）などです。

抗炎症成分

● プラノプロフェン

炎症を起こす原因となる物質・**プロスタグランジン**※がつくられるのを直接阻止することで、炎症を抑える効果の高い成分です。市販薬では**『マイティアアルピタットEXα』**（千寿製薬）、**『ロート アルガード クリアブロックEXa』**（ロート製薬）など、比較的症状が強い、花粉やハウスダストなどによる目の**アレルギー症状向け**の製品に配合されています。

抗アレルギー成分

● クロモグリク酸ナトリウム ● ケトチフェンフマル酸塩

アレルギー症状を引き起こす原因となる物質が放出されるのを防ぎます。これにより、目の充血、かゆみ、涙目などアレルギーによって起こる不快な症状を緩和します。

クロモグリク酸ナトリウムは、**『マイティアアルピタットEXα』**（千

プロスタグランジン【ぷろすたぐらんじん】
体の中でつくられるホルモンに似た物質。痛みの感覚の増幅や、体温上昇、炎症発生などにかかわる。

寿製薬)、**『エージーアイズアレルカット』**(第一三共ヘルスケア)、**『ロートアルガードクリアブロックEXa』**(ロート製薬)などに、**ケトチフェンフマル酸塩**は**『ザジテンAL点眼薬』**(グラクソ・スミスクライン・コンシューマー・ヘルスケア・ジャパン)などに含まれています。

抗ヒスタミン成分

● クロルフェニラミンマレイン酸塩

目のかゆみなどの症状に効果を現します。成分の詳細は48ページをご覧ください。この成分は一般的な**疲れ目・かすみ目用**から**アレルギー症状向け**、さらに**ものもらい**、**結膜炎**などに使用する**抗菌性点眼薬**まで、あらゆる用途の製品に配合されています。

・疲れ目に効く成分

調節機能改善成分

● ネオスチグミンメチル硫酸塩

目のピント調節に働く**毛様体筋**※という目の筋肉の働きを改善して目の疲れをとります。この成分は**『スマイル40プレミアム』**（ライオン）、**『ロート デジアイ』**（ロート製薬）ほか多くの製品に配合されています。

ビタミン類成分

● FAD（フラビンアデニンジヌクレオチドナトリウム
＝活性型ビタミンB_2）

毛様体筋【もうようたいきん】
水晶体の厚さを調節する毛様体を動かす筋肉。P.145のイラストも参照。

ビタミンB_2は化学名を**リボフラビン**といい、**FAD**は、皮ふや粘膜の保護・強化に働くビタミンB_2が体内で活性型に変化した状態の物質です。おもな働きは、角膜の新陳代謝をうながして、炎症を抑えるなど角膜組織を正常に機能させること。ちなみに、FADを含む目薬の液が黄色いのは、FADの黄色い色素の影響によるものです。この成分は『ロート デジアイ』（ロート製薬）などの製品に入っています。

● **ピリドキシン塩酸塩（ビタミンB_6）**

末梢《まっしょう》神経の機能を高めるなどの働きによって目の新陳代謝を促進し、疲れ目の回復を早めます。**ピリドキシン塩酸塩**は、『スマイル40EX』（ライオン）など、おもに**疲れ目向け**の多くの目薬に配合されています。

● **シアノコバラミン（ビタミンB_{12}）**

目のピント調節を行う毛様体筋※の働きを活性化して、疲れ目を改善します。ビタミンB_{12}の化学名は**コバラミン**といい、この成分はB_{12}の一種になります。液体の赤（ピンク）色はビタミンB_{12}の色です。『**ロートリセb**』（ロート製薬）、『**サンテ ビオ**』（参天製薬）などの製品に入っています。

アミノ酸類成分

●L－アスパラギン酸カリウム

L－アスパラギン酸カリウムは、目の組織呼吸※をうながして目の細胞を活性化させ、疲労回復に働きます。同成分を含むおもな製品には『**スマイル40EX**』（ライオン）、『**サンテメディカル12**』（参天製薬）などがあります。

毛様体筋【もうようたいきん】
↓P.152参照。

組織呼吸【そしきこきゅう】
いろいろな組織の細胞が、血液中の酸素を取り込む作用。

● コンドロイチン硫酸エステルナトリウム

角膜をつくっている成分のひとつでもある**コンドロイチン硫酸エステルナトリウム**は粘度の高い物質で、きずついた角膜を修復したり、水分を保つ機能によって角膜の乾燥を防ぐ働きがあります。この成分は**疲れ目向け**を中心に、多くの製品に配合されています。

・結膜炎、ものもらいなどに効く成分

抗菌成分

● スルファメトキサゾール
● スルファメトキサゾールナトリウム

これらの成分には殺菌力があり、ブドウ球菌、レンサ球菌など日常身の回りにある細菌に対し**抗菌作用**※を発揮します。

用いられる症状は結膜炎やものもらいなどですが、市販薬の使用が望ましいのは、**ブドウ球菌、レンサ球菌などの細菌感染による初期の段階**です。大まかな判断ポイントとしては次のようになります。

■目の不快感、かゆみ、充血、膿《うみ》のような分泌物、まぶたの腫《は》れ、などがある

↓〇（適していると考えられます）

■まばたきをして目がゴロゴロする感じがある

↓〇（適していると考えられます）

■サラサラの涙が大量に出る

↓×（ウイルス性結膜炎の特徴的な症状のため、医療機関を受診するようにしましょう）

■花粉症など季節的な流行とともに症状が起こり、また、かゆみの

抗菌作用【こうきんさよう】
細菌の成長や増殖を抑える働きのこと。

症状が充血よりも強く、膿のような分泌物や涙は出ない
↓**×**（アレルギー性結膜炎の特徴的な症状のため、医療機関を受診するようにしましょう）

また、3〜4日間ほど使用しても症状がよくなっていかない場合は、ブドウ球菌、レンサ球菌以外の細菌もしくはウイルス、真菌※などの感染や、アレルギーの可能性がありますので、この場合も早めに病院やクリニックなどを受診しましょう。

これらの抗菌成分が配合されている製品には**『サンテ抗菌新目薬』**（参天製薬）、**『ロート抗菌目薬EX』**（ロート製薬）、**『抗菌アイリス使いきり』**（大正製薬）などがあります。

真菌【しんきん】
水虫の原因にもなる菌。
↓P.179も参照。

Column
コラム

目薬、使い切ってますか？

素朴な疑問ですが、「目薬を1本全部使い切ったことがある」という方って、結構少ないのでは？　効果の面からいえば、目薬は片目1回に1滴させば量としては十分です。製品の説明書などには**「1滴めをうまくさせない方もいるだろう」**という配慮から、1回1～3滴くらいの数字が記載されていますが、それでも1滴はおよそ0.03～0.05mlですから、使用量が微量であることは変わりません。

「別に、なくなるまで使えばいいんじゃない？」と思われた方、そういうわけにもいかないんです。箱や製品に記載されている使用期限は**未開封の状態**でのものであって、**開封後は1～2ヶ月を目安に使うように**とされているからです。また、薬液ににごりなどが生じた場合はこの限りではありません。すみやかに廃棄しましょう。

最後に、目薬の上手なさし方について。ポイントは真上を向き、さす方の目の下まぶたを引っぱって目を開けること。この際、容器の先がまつ毛に触れないように注意。

口内炎薬

食事や歯みがきさえ困難に！ なんとかしたい口内炎には、「塗る」「貼る」「飲む」！

早く治したいつらい口内炎は治療と予防で対処する

口内炎は、噛み合わせの悪さで口の中にきずができて腫《は》れたり、体力の低下、ビタミン類などの栄養素の不足によって起こることが多い症状です。市販薬では、患部の炎症を抑える**抗炎症成分**をメインに、**殺菌・消毒**に働く成分などが含まれており、**錠剤**の飲み薬、**軟膏**《なんこう》の塗り薬のほか、貼るタイプの**パッチ剤**もあります。

また、直接**口内の炎症を抑える薬**のほか、口内炎ができにくい口の中の環境づくりのために肌や粘膜に働く**ビタミン類**（199ページ参照）を摂《と》ることも、口内炎の早期治療や予防に有効です。

市販薬 YES or NO

感染症の疑いや、熱、だるさを感じたら医療機関へ！

市販薬を使うのが適切と考えられるのは、なんらかの感染症によるものでなく、また、熱、体のだるさなどをともなう症状のない**アフタ性口内炎**※です。次のようなケースでは医療機関などを受診しましょう。

■同時に何ヶ所も口内炎ができて、食べたり飲んだりすることに著しく支障が出ている

↓単純疱疹《ほうしん》ウイルスの口内感染などの恐れがあります。

■症状が長期間にわたって続いたり、再発をくり返している

↓ベーチェット病などの全身性の病気が原因の可能性があります。

アフタ性口内炎【あふたせいこうないえん】境めが不明瞭な直径2～10㎜の浅く、白い潰瘍《かいよう》で、飲食物などが触れると強い痛みをともなうタイプの口内炎のこと。

市販薬の選び方

炎症を抑えて菌を繁殖させないことが重要！

市販の口内炎薬は、炎症を抑える**抗炎症成分**と、炎症の原因のひとつとなる細菌などを殺す**殺菌・消毒成分**という、おもに2つの成分が中心になります。

市販の口内炎薬に含まれるおもな有効成分とその働き

抗炎症成分

- トリアムシノロンアセトニド

炎症を抑える効果の高い**ステロイド成分**で、腫れや痛み、出血といつた症状を改善します。効きめがシャープで即効性も高く、口内炎治療のファーストチョイスともいうべき成分です。

ただし、**歯槽膿漏**※や**歯肉炎**※など、細菌が感染して起こる口内の症状がある時は、悪化させてしまう可能性があるので避けましょう。同じように、1〜2日程度使っただけで症状が悪化した場合も、他の病気の可能性があるため使用を中止し、病院などを受診するようにします。

この成分が配合されているおもな製品には、パッチ剤の『**アフタッチA**』（佐藤製薬）があります。

● トラネキサム酸

炎症や痛みを起こす原因となる**ヒスタミン**※、**プロスタグランジン**※といった物質を発生させる**プラスミン**の働きを抑えます。**トラネキサム酸**を配合しているおもな製品に、錠剤の飲み薬『**トラフル錠**』（第一三共ヘルスケア）があります。

歯槽膿漏【しそうのうろう】歯茎から膿《うみ》や血が出たり、歯が抜けたりする疾患《しっかん》の総称。口臭があったり、噛むのが困難だったりする。

歯肉炎【しにくえん】歯茎が腫《は》れること。出血しやすくなる。

ヒスタミン【ひすたみん】体を守る免疫機能において重要な役割を担う物質。作用する部位によってさまざまな働きをする。P.49も参照。

●グリチルリチン酸二カリウム ●グリチルレチン酸

どちらもマメ科の**カンゾウ**（甘草）という生薬※に由来する成分で、炎症やアレルギー症状を抑えます。**グリチルリチン酸**は体の中で**グリチルレチン酸**に変化し、効果を現します。

グリチルリチン酸二カリウムは軟膏剤の『新デスパコーワ』（興和）のほか、歯槽膿漏や歯肉炎の諸症状を緩和する作用もある軟膏剤の『デントヘルスR』（ライオン）などに、**グリチルレチン酸**はパッチ剤の『口内炎パッチ大正A』（大正製薬）に、それぞれ配合されています。

●シコン（紫根）

ムラサキという植物の根で、生薬の一種。抗炎症、**殺菌**などの作用があります。『口内炎パッチ大正A』（大正製薬）などに配合されています。

プロスタグランジン【ぷろすたぐらんじん】
体の中でつくられるホルモンに似た物質。痛みの感覚の増幅や、体温上昇、炎症発生などにかかわる。

生薬【しょうやく】
植物・動物・鉱物などの天然物を、そのままもしくは性質を変えない程度のかんたんな処理をして、医薬品やその原料にしたもの。

・その他の成分

皮ふや粘膜が正常に機能するために有効な、ビタミンB_2、B_6、Cなどの成分も、口内炎の緩和や、再発の予防に働きます（199ページ参照）。

・口内炎の状態に応じて剤形を使い分ける

口内炎薬は、**剤形**[※]による使い分けも重要です。口内炎の状態に応じて、成分や作用、剤形から、適切な製品を選びましょう。

〈口内炎の状態による剤形の選び方〉

- **軟膏剤**…患部が、複数あったり、比較的面積が大きい場合。
- **パッチ剤**…患部が、単発であったり、面積が比較的小さい場合。
- **内服薬**…**トラネキサム酸**、**ビタミン類**は、軟膏剤やパッチ剤と併用することで効果が高まる。とくにビタミン類は、口内炎になりやすい人が普段から摂ると予防的な効果も期待できる。

剤形【ざいけい】
錠剤、カプセル、軟《なん》膏《こう》など、医薬品の形状のこと。

かゆみ止め・きず薬

けがや虫さされ、痛みにかゆみ……
適切な使い分けは、白衣の人でもうろ覚え!?

ポイントを押さえれば難しくはない!

思うに、一般の方たちにとって区別がつかず理解不能な薬たちが並んでいるのが、ドラッグストア等の**かゆみ止め・きず薬**のコーナーではないでしょうか。

皮ふの炎症やアレルギーによるかゆみを抑える外用の湿疹《しっしん》・皮ふ炎用薬、いわゆる**かゆみ止め**の市販薬は、たくさんの種類がいろいろなメーカーから発売されていますし、**抗菌成分**※入りのきず薬などは、勉

抗菌成分【こうきんせいぶん】
細菌の成長や増殖を抑える成分のこと。

強不足の店員だとちがいがわからない人も……。

とはいえ、成分的にみると、使われているものは限られていて、実はそれほど難しいものではないのです。ここではまず、市販薬を使うのが適当とされている次の症状について効果を発揮する、おもな成分と代表的な製品などを紹介していきます。

(1) **虫さされやアレルギーなどによる湿疹・皮ふ炎などのかゆみ**
(2) **傷口が細菌などで化膿※した、痛みのある化膿性皮ふ疾患《しっかん》**
(3) **口唇《こうしん》ヘルペス**

また、軟膏《なんこう》、クリーム、液体など剤形※による使い分けですが、基本的には**「患部がじゅくじゅくと湿っていたら軟膏、クリーム」「乾燥していたらどれでもいい」**という大まかな分け方でいいでしょう。ただし、**かゆみが強い場合**は、皮ふの表面を油の膜で覆って保護する軟膏の働きが仇《あだ》となり、熱がこもってかゆみが増す恐れもあるため、**液**

化膿【かのう】傷口などに細菌などが感染して炎症を起こし、腫《は》れや痛みがあり、膿《うみ》が出てくる状態。

剤形【ざいけい】錠剤、カプセル、軟《なん》膏《こう》など、医薬品の形状のこと。

体やクリーム、ジェルなどを使うのが好ましいでしょう。

市販薬
YES or NO

痛みをともなったり長期化する場合は、医療機関を受診！

次のようなケースでは、市販薬を使うのではなく、医療機関を受診することをおすすめします。

■湿疹や皮ふ炎が慢性化している、かゆみや湿疹が全身におよんでいる

↓市販薬では十分に対応しきれないケースが多く、紅斑症《こうはんしょう》、肥厚性《ひこうせい》瘢痕《はんこん》、薬疹《やくしん》、内臓疾患などの恐れもあります。

■湿疹に痛みがともなう

↓市販薬の効果が期待される一般的な症状と異なり、ウイルス性の帯状疱疹《たいじょうほうしん》や、細菌性の膿痂疹《のうかしん》など別の病気が隠れている恐れがあります。

■アトピー性皮ふ炎である、じゅくじゅくとした湿潤※やただれなどがひどい、深いきずや重症のヤケド、目や目の周囲、患部が広い範囲におよぶ

↓一般用医薬品の使用は適切ではありません。

市販薬の選び方

有効成分の数があまり多くないので、実は適した薬が選びやすい！

(1) 虫さされやアレルギーなどによる湿疹・皮ふ炎などのかゆみ

・かゆみのメカニズム

かゆみが起こるメカニズムについては、まだくわしいことがわかっていません。ただ、ひとつには、「鼻炎薬・点鼻薬」（43ページ参照）などで取り上げている**ヒスタミン**※という物質がかかわっていることが

湿潤【しつじゅん】 水分が多く湿っていること。

ヒスタミン【ひすたみん】 体を守る免疫機能において重要な役割を担う物質。作用する部位によってさまざまな働きをする。P.49も参照。

知られています。また、ヒスタミンは炎症を起こす働きもあるため、患部が熱を持ち、腫《は》れたりもします。

・市販のかゆみ止め薬のメイン成分は2種類

市販のかゆみ止め薬に入っている成分のうち、おもにかゆみを止めるものは、

①ステロイド成分
②抗ヒスタミン成分

の2種類に分かれます。使い分けの目安としては、**かゆみが強ければステロイド成分配合**のもの、**そうでもなければ抗ヒスタミン成分で十分**、といった感じです。たとえば、蚊にさされたくらいなら抗ヒスタミン成分で対応できるケースも多いですが、ダニなど、かゆみが強く、遅延反応※を現す場合には、ステロイド配合のものが効果が高いといえます。

遅延反応【ちえんはんのう】
アレルギー反応のひとつで、反応の開始が遅く、経過が長くかかるもの。ぶり返すかゆみは、このタイプにあたる。

(2) 傷口が細菌などで化膿した、痛みのある化膿性皮ふ疾患

・「痛い」のは体ががんばっているから

「解熱鎮痛薬」（30ページ参照）で「熱が出るのは体のため」といった話をしましたが、痛みも同様です。傷口から細菌が侵入すると、体内の白血球が応戦します。このように体を守るための免疫機能[※]が正しく働いて、患部が熱を持ち、赤く腫れたり、痛んだりする状態を**炎症**といいます。

・化膿したきずには抗生物質入りの抗菌薬を選ぶ

市販のきず薬が適切と考えられる状態のけがには、**抗菌成分**の入った薬・**抗菌薬**を選びます。市販品に入っている抗菌成分は、

① 抗生物質

免疫機能【めんえききのう】
体にとって異物と判断したものを排除しようとする体の防御機能のこと。ある特定の病原体に感染して回復すると、それ以降は同じ病気にかからなくなるのはこの機能によるもの。

② 合成抗菌成分

の2種類に大きく分けられます。**抗生物質**というのは、微生物がつくりだした抗菌成分のこと。アオカビから世界初の抗生物質・**ペニシリン**がつくられたことは有名です。一方、**合成抗菌成分**というのは、化学合成などでつくられた抗菌成分のことです。

(3) 口唇ヘルペス

・ウイルスによる病気なので抗ウイルス成分を選ぶ

口唇ヘルペスは**単純ヘルペスウイルス**が原因となる病気です。おもな症状は、唇のまわりに小さなぶつぶつの水疱※ができること。多くは子どものころに感染したウイルスが神経の中に潜んでいて、平常時は何もないのですが、かぜや寝不足、ストレスほか体の抵抗力（免疫力）が低下すると悪さをします。

ウイルス性の口唇ヘルペスには抗生物質などの抗菌薬では効果があ

水疱【すいほう】
水ぶくれのこと。

りません。市販薬の場合は**抗ウイルス成分**の入った薬を使います。

市販のかゆみ止め、きず薬に含まれるおもな有効成分とその働き

ステロイド成分…かゆみ、炎症を抑える

種類によって作用の強弱などはあるものの、ステロイド成分に共通するおもな特徴は次のようになります。

・免疫を抑える働き（免疫抑制作用）

花粉やハウスダストなど外部からの異物と戦う免疫の働きを抑えることで、過剰な反応によるアレルギー症状である炎症やかゆみを抑えます。

・アレルギー症状を抑える働き（抗アレルギー作用）

アレルギー症状の原因となる物質の働きを阻害して、かゆみ、炎症などのアレルギー反応を緩和・改善します。

・痛みや腫れを抑える働き（抗炎症作用）

プロスタグランジン※などがつくられるのを防いだり、血管を収縮させて血流を減らして、痛みや炎症に効果を発揮します。

また、ステロイド成分に共通した注意点としては、まず第一に同一の箇所に対しての**長期連用**※**を避ける**ということです。市販薬なら目安は5〜6日程度で、1週間以上続けて使っても症状が改善しない場合は、病院、クリニックなど医療機関を受診しましょう。また、患部が化膿していたり、広範囲の時は使用しないことも重要です。

プロスタグランジン【ぷろすたぐらんじん】
体の中でつくられるホルモンに似た物質。痛みの感覚の増幅や、体温上昇、炎症発生などにかかわる。

連用【れんよう】
何日も朝・昼・晩と使い続けること。

【mild】 ●ヒドロコルチゾン酪酸《らくさん》エステル
●プレドニゾロン吉草酸エステル酢酸《さくさん》エステル

【strong】 ●フルオシノロンアセトニド
●ベタメタゾン吉草酸エステル

成分の特徴などは先に書きましたので、ここではそれぞれの強さなどについてご説明します。炎症を抑える強さは、弱い順に**weak→mild→strong→very strong→strongest**の**5段階**に分類され、市販薬ではweak、mild、strongの3種類が使われています。

ここで一点、**ヒドロコルチゾン酪酸《らくさん》エステル**、**プレドニゾロン吉草酸エステル酢酸《さくさん》エステル**の両成分は、**アンテドラッグ**※と呼ばれ、効果に比べて副作用が少ないタイプの成分です。これらの成分が含まれるおもな製品ですが、主流ともいえるのが**プレドニゾロン吉草酸エステ**

アンテドラッグ【あんてどらっぐ】
薬を使った患部で効果が出たあと、体内ですみやかに分解されて薬の作用がなくなる成分。

ル酢酸エステルで、『リビメックスコーワ軟膏』（興和）、『テレスHi軟膏S』（ジョンソン・エンド・ジョンソン）ほか大変多くのかゆみ止め薬に配合されています。

［strong］の**フルオシノロンアセトニド**は『フルコートf』（田辺三菱製薬）、**ベタメタゾン吉草酸エステル**は『ベトネベートクリームS』（第一三共ヘルスケア）などに配合されています。

抗ヒスタミン成分…かゆみ、炎症を抑える

● ジフェンヒドラミン塩酸塩

かゆみや炎症を引き起こすヒスタミンの働きを抑える成分です。市販薬では非常に多くの製品に配合されています。

抗菌成分…細菌を殺して炎症を鎮める

先に書いたとおり、抗菌成分には**抗生物質**、**合成抗菌成分**があります。成分によって**抗菌スペクトル**※のちがいなどはありますが、化膿している場合は、抗生物質を選ぶようにしましょう。合成抗菌成分は、化膿の予防効果があります。

抗生物質

- オキシテトラサイクリン塩酸塩
- ポリミキシンB硫酸塩
- クロラムフェニコール
- コリスチン硫酸塩
- バシトラシン
- フラジオマイシン硫酸塩

ブドウ球菌など日常のけがを化膿させる原因となる菌に対して抗菌作用を持ちます。単体で配合されるほか、**ステロイド成分**などと一緒に配合されるケースもあります。

市販薬では、抗生物質の**オキシテトラサイクリン塩酸塩**、**ポリミキ

※**抗菌スペクトル【こうきんすぺくとる】**
抗生物質などが効力をおよぼす細菌などの範囲。かんたんにいうと、どの成分がどの菌に効くかということ。

シンB硫酸塩が『**テラ・コートリル軟膏a**』、『**テラマイシン軟膏a**』（ともにジョンソン・エンド・ジョンソン）、**クロラムフェニコール**は『**クロマイ-P軟膏AS**』（第一三共ヘルスケア）、**コリスチン硫酸塩**、**バシトラシン**が『**ドルマイシン軟膏**』（ゼリア新薬工業）、**フラジオマイシン硫酸塩**が『**ベトネベートN軟膏AS**』（第一三共ヘルスケア）などに配合されています。

合成抗菌成分

- イソプピルメチルフェノール
- クロルヘキシジングルコン酸塩

合成抗菌成分では、**イソプピルメチルフェノール**、**クロルヘキシジングルコン酸塩**が使われている製品が大変多く、きず薬だけでなく、**にきび治療薬**や**消毒薬**にも配合されています。

抗ウイルス成分…ウイルスの活動・増殖を抑える

- アシクロビル
- ビダラビン

口唇ヘルペスの原因となる単純ヘルペスウイルスに効果を発揮する成分です。注意事項としては、市販薬は**再発した場合向け**となる点。これは、初めて口唇ヘルペスになった場合、発熱や首のリンパ節の腫れが出るなど**重症化しやすい**ためです。

おもな市販薬に、**アシクロビル**配合の『**アクチビア軟膏**』（グラクソ・スミスクライン・コンシューマー・ヘルスケア・ジャパン）、『**ヘルペシアクリーム**』（大正製薬）、**ビダラビン**配合の『**アラセナSクリーム**』（佐藤製薬）があります。

水虫・たむしの薬

実は患者が男女で半々！「治った！」と思っていても水虫は皮ふの奥底でまだ生きている

症状が現れる場所によって呼び名がちがう

水虫は、**真菌**※という菌が皮ふに寄生して起こる病気です。真菌は体のさまざまな部位（頭、体、股間、手、足、爪など）に寄生するのですが、感染する真菌の種類や、頭なら「しらくも」、足の場合は「水虫」と、部位によって病名が異なります。市販の水虫薬は、足や体・股間に寄生した場合の、水虫やたむしに有効な製品です。

真菌【しんきん】カビを含む、それらの仲間の総称。水虫、白癬《はくせん》、カンジダの原因は真菌である。菌といっても細菌とは異なる生物であり、治療には抗生物質は効かないので必ず抗真菌薬を用いる。

市販薬
YES or NO

市販の水虫薬を使って治ったことがあるか、も重要な判断ポイント

市販薬が適当かどうかは、**症状の現れている部位**や**状態**、**症状が現れてからおさまる時期**などが判断の基準となります。この際、**以前に市販薬で治ったことがあるかどうか**も重要なポイントです。

・「以前に市販薬で治ったことがある」

■市販薬を使用したことがあり、症状の改善が見られた

↓○ 市販薬の使用も適当と考えられます。市販の水虫薬を使って症状が改善されたことがあれば、再び現れた同じような症状が水虫である可能性は高いと考えられます。

■市販薬を使用したことはあるが、症状は改善されなかった

↓× 市販薬の使用を控え、皮ふ科を受診しましょう。市販の水虫

薬を1〜2週間ほど正しく使用しても、よくなる傾向が一切見られない場合、市販薬では治すことが困難な重症の**足白癬**※、もしくは**接触性皮ふ炎**、**皮ふカンジダ症**☆など水虫以外の皮ふの病気である可能性も考えられます。

・「これまで治療をしたことがない」

この場合、市販薬を使うことが適当と思われるのは、次のような条件を満たす場合です。

■時期による変化は？

↓**5月ごろから夏場にかけて**だんだんと**悪化**していって、**秋から冬にかけて**、気温が下がり、空気が乾燥するにつれて**症状が軽くなっていく**。

■具体的な症状は？

↓**皮ふが赤みをおびる、水疱**※**ができ、中から滲出液**※**が出ることも**

足白癬【あしはくせん】
爪が白く濁って厚くなる「爪白癬《つめはくせん》」というタイプや、ただれの状態がひどい「趾《し》間型足白癬《かんがたあしはくせん》」などがある。

【☆】 市販されている一部の水虫薬で、皮ふカンジダ症の症状が若干おさまる場合がありますが、医療機関で適切な治療を受けることをおすすめします。

水疱【すいほう】
水ぶくれのこと。

滲出液【しんしゅつえき】
炎症を起こした時などに毛細血管から染み出してくる液のこと。

ある、強いかゆみがある、皮がむける、皮ふが厚く硬くなるなど水虫の典型的な症状が見られる。

■症状が出る部位は？

↓**決まった場所**だけにできる。

一方、市販薬を使用しない方がいいと考えられるのは次のようなケースです。

① **真菌の感染による症状でないことがわかっている**皮ふの病気

② ぜにたむし、いんきんたむしなどのうち、**患部が広い範囲におよんでいる**

③ 患部が顔面や、口・鼻の中など**粘膜の部分**である

④ 患部の**じゅくじゅく度合いが非常に高い**場合や、亀裂など**外傷がひどい**

⑤ 患部が**化膿**※している

化膿【かのう】
傷口などに細菌などが感染して炎症を起こし、腫《は》れや痛みがあり、膿《うみ》が出てくる状態。

症状や患部の状態などから市販薬でOKならば、次は製品選びへ進みましょう。

市販薬の選び方

患部の状態による剤形選びも重要なポイント

市販薬に含まれる、水虫の主症状に関するおもな成分は次のとおりです。

・水虫の原因となる真菌に効く…**抗真菌成分**
・かゆみを抑える…**消炎成分、抗ヒスタミン※成分**

続いて、水虫薬を選ぶ時に成分に勝るとも劣らないくらい重要と考えられる、**患部の状態と選ぶべき剤形**※についてご紹介します。

ヒスタミン【ひすたみん】 体を守る免疫機能において重要な役割を担う物質。作用する部位によってさまざまな働きをする。P.49も参照。

剤形【ざいけい】 錠剤、カプセル、軟《なん》膏《こう》など、医薬品の形状のこと。

・病状に応じた剤形選びのキホン

市販薬を使って効果があると考えられる水虫のタイプは、次のように大きく3つに分類されます。じゅくじゅくとした**湿潤タイプ**※なら乾燥させる**クリーム、パウダーや刺激の少ない軟膏《なんこう》**を、乾燥していれば浸透力の高い**液やゼリー**というのが、剤形選びの基本です。

〈水虫のタイプ〉

(1) **趾間《しかん》型**

指と指の間にできるタイプ。皮がむけ、湿って白くふやけた状態になり、ときに亀裂やびらん※が生じることもある。

・患部が乾燥している　↓　液、ゼリー、エアゾル※

・患部が湿潤している　↓　軟膏、クリーム、パウダー

湿潤【しつじゅん】
↓P.168参照。

びらん
ただれていること。

エアゾル【えあぞる】
スプレータイプのもののこと。

(2) 小水疱型

足の裏や側面に**小さな赤い水ぶくれができるタイプ**。強いかゆみをともなうことが多い。

・水疱が破れていない（乾燥）↓　液、ゼリー、クリーム、エアゾル
・水疱が破れている（湿潤）↓　軟膏、クリーム、パウダー

(3) 角質増殖型

おもにかかとを中心として足の裏全体の**皮ふが厚く硬くなり、ひび割れや落屑※を起こすタイプ**。(1)(2)と異なり、冬期に悪化しやすいのがひとつの特徴。

・乾燥が強い　↓　軟膏、クリーム　※乾燥が弱ければ液剤も可

落屑【らくせつ】
皮ふの表面が薄い断片となってはがれ落ちること。

市販の水虫・たむしの薬に含まれるおもな有効成分とその働き

・水虫の原因菌に効く成分

抗真菌成分

● テルビナフィン塩酸塩　● ブテナフィン塩酸塩

作用の仕方は成分ごとに多少ちがいますが、共通するのは**真菌に対する殺菌・抗菌作用**※を持つことです。いずれの成分も現在市販されている水虫薬の中では効きめが高いとされる**第三世代**に分類されていて、皮ふの奥の真菌がいる患部へ浸透しやすく、長くとどまるため、1日1回の使用で効果を発揮します。

おもな製品としては、**テルビナフィン塩酸塩**は『ラミシールプラス』

抗菌作用【こうきんさよう】
細菌の成長や増殖を抑える働きのこと。

（グラクソ・スミスクライン・コンシューマー・ヘルスケア・ジャパン）、『ダマリングランデX』（大正製薬）などに、**ブテナフィン塩酸塩**は『ラマストンMX2』（佐藤製薬）などに配合されています。

・かゆみを抑える成分

消炎成分

●クロタミトン

皮ふに、熱くピリピリとした軽い**灼熱感**※を起こして、かゆみの感覚を打ち消すとされています。水虫薬以外にかゆみ止め薬にも配合される成分です。市販の水虫薬では多くの製品に配合されています。

灼熱感【しゃくねつかん】
熱くピリピリとした皮ふ感覚のこと。

抗ヒスタミン成分

- クロルフェニラミンマレイン酸塩
- ジフェンヒドラミン（塩酸塩を含む）

かぜ薬、かゆみ止め薬ほか多くの製品に使われる、かゆみを抑える成分です（48ページ、175ページ参照）。この成分も市販の水虫薬の多くの製品に配合されています。

第6章

ビタミン＆滋養強壮剤

体やお肌の疲れを緩和・解消！

何かと疲れる現代社会は、その疲れが体やお肌に出がち。そんな時に、つい頼りたくなる医薬品、医薬部外品をそろえました！

滋養強壮保健薬（ビタミン剤など）

ドリンクや錠剤で元気をチャージ！

医薬品なら筋肉や関節の痛み、しみ・そばかすに効果があるものも

がんばる人のミカタです

「あぁ、しんどいなぁ」、そんな時にグイッと1本！　ドリンク剤などをひといきに飲まれたことのある方も多いのでは？　また、日ごろから疲れやすい方であれば、毎日のビタミン剤で体質改善を図っていたり。このほか、肌あれや口内炎が気になる方の**B_2・B_6製剤**※や、手足のしびれなどに効果的なB_{12}など、筋肉、お肌、神経などの疲れを緩和・改善してくれるのが、**滋養強壮保健薬**と呼ばれるジャンルの製品です。

製剤【せいざい】
使用しやすいように加工された医薬品のこと。⇔原薬

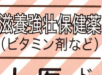

痛みやしみなどの改善には、医薬品がおすすめ

滋養強壮保健薬は、**医薬品**と**指定医薬部外品**に分類され、後者は前者と比べて作用がおだやかなものと法律で規定されています。ちなみに指定医薬部外品の多くは法改正による規制緩和で、医薬品から移行されたドリンク剤などが中心となります。両者には類似した成分が使われることも多く、ここでは食品以外について、一括して取り上げていきます。

両者に共通する効果・効能は**滋養強壮**、**虚弱体質の改善**、**病中・病後の栄養補給**などとなり、医薬品についてのみ**神経痛**、**筋肉痛**、**関節痛**、**しみ・そばかす**など特定部位の症状の緩和に関する効果・効能を表記することが認められています。

市販薬
YES or NO

しっかり休んでもとれない慢性的な疲れに要注意！

市販薬を使って緩和・改善が図れる疲労のタイプは**生理的なもの**になります。つまり、休息や睡眠、リラクゼーション、気分転換などによって回復することができる**一過性の肉体、精神の疲れ**です。

これに対し、市販薬が適さないタイプは、休んでも回復しない**病的な疲労**です。たとえば、糖尿病が原因で下半身のだるさがとれないとか、肝炎など内臓の病気で全身的な倦怠感がとれないなどがこのタイプにあたります。ぐっすり眠ったり、十分休養をとっても痛みや疲れがとれない慢性化した状態の場合は、一度病院やクリニックなどの医療機関を受診してみるのが好ましいでしょう。

市販薬の選び方

タイプに応じて使い分ける

市販の滋養強壮保健薬には、**ビタミン**や**アミノ酸**、**各種生薬**※などの成分を複数かけ合わせて配合されていますが、その組み合わせは、目的とする効果によっていくつかのパターンに分けられます。

〈おもな症状と、その緩和・改善を目的に配合されることの多い成分の例〉

- **疲れ・だるさ**…ビタミンB_1、B_6、B_{12}、各種生薬
- **肌あれ、口内炎**…ビタミンB_2、B_6
- **しみ、そばかす**…ビタミンC、ビタミンE、L－システイン
- **手足の冷え、肩こり、腰痛**…ビタミンE

では、それぞれの成分についてもう少しくわしくご紹介するとともに、配合されている代表的な製品をご紹介していきましょう。

生薬【しょうやく】植物・動物・鉱物などの天然物を、そのままもしくは性質を変えない程度のかんたんな処理をして、医薬品やその原料にしたもの。

市販の滋養強壮保健薬に含まれるおもな有効成分とその働き

・疲れ、だるさに効く成分

ビタミン成分

- ビタミンB_1（チアミン類を含む）
- ビタミンB_2（リボフラビン）
- ビタミンB_6（ピリドキシン）
- ビタミンB_{12}

・疲労回復のカギを握るビタミンの筆頭「ビタミンB_1」

疲れ、だるさに効果的なビタミン成分の中でも、とくに重要なのが**ビタミンB_1**です。私たちの体は、飲食物の栄養素をエネルギーに変えて活動しています。この際、三大栄養素※の中でも主食となるごはんや

三大栄養素【さんだいえいようそ】動物の栄養素のうち、炭水化物、たんぱく質、脂肪の3つのことを指す。おもに生物の構成物質やエネルギー源となる。

三大栄養素とビタミンB群のおもな働き

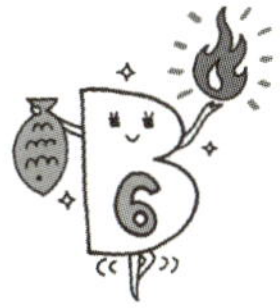

ビタミンB_6
たんぱく質から
エネルギーをつくる

ビタミンB_1
炭水化物から
エネルギーをつくる

ビタミンB_{12}
たんぱく質と脂肪から
エネルギーをつくる

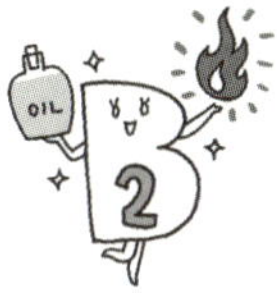

ビタミンB_2
脂肪から
エネルギーをつくる

三大栄養素

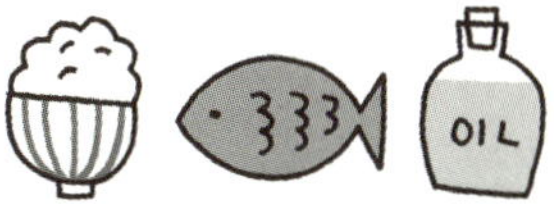

炭水化物（糖質）　たんぱく質　脂肪

炭水化物（糖質）は米や小麦、イモ類、糖類になどに、たんぱく質は肉や魚、卵、牛乳、大豆製品などに、脂肪は各種食用油のほかバターやマヨネーズなどに多く含まれている。

パン、麺類などの**炭水化物**からエネルギーをつくりだすのに必要となるのが、このビタミンB_1なのです。

ビタミンB_1が不足した状態では、いくらごはんをたくさん食べてもうまくエネルギーに変換されません。逆をいえば、ビタミンB_1を摂《と》ることで、体を動かすエネルギーをつくりだす体内システムが正常に働き、疲れを解消してくれるというわけです。

こうした働きを持つビタミンB_1をメインに、おもに**脂肪の代謝**※**にかかわるビタミンB_2**や、同じく**たんぱく質の代謝や合成に関係するビタミンB_6**、**たんぱく質や脂肪の代謝・合成にかかわるビタミンB_{12}**などを配合した製品が各製薬メーカーから発売されています。おもな製品には**『アリナミンA』**、**『アリナミンEXプラスα』**（ともに武田コンシューマーヘルスケア）、**『キューピーコーワゴールドα-プラス』**（興和）、**『エスファイトゴールド』**（エスエス製薬）などがあります。

各種生薬…滋養強壮に働く

滋養強壮に働く各種生薬は、とくに、**『ユンケル黄帝液』**（佐藤製薬）をはじめとする栄養ドリンク剤に多く配合されています。おもな生薬の働きは左の表をご覧ください。

代謝【たいしゃ】体の中で物質が変化することで、エネルギーがつくられたり、物質が消費されたりする化学反応。（例：肝臓での代謝により薬の効果が失われていく、脂肪が代謝されて脂肪酸とグリセリンができる）

■市販薬に使用されているおもな生薬成分

ニンジン	ウコギ科オタネニンジンの根を乾燥させたもの。ストレスを抑える作用や胃腸の機能を高める働きを持つ。
ジオウ	ゴマノハグサ科のアカヤジオウの肥大根。活力を生み出す腎臓の機能を高めるほか、血糖値の低下、解熱などの作用もある。
ゴオウ	ウシの胆嚢《たんのう》中に生じた結石。強心作用、鎮静作用、血管拡張による血圧降下作用を有する。
ロクジョウ	シカ科マンシュウアカジカなどの雄の幼角。強心·強壮·血行促進作用などを持つ。
イカリソウ	メギ科ホザキノイカリソウまたはその同属植物。強壮·強精·精液分泌促進作用などがある。
ハンピ	マムシの内臓と皮を取り去り乾燥させたもの。強壮·強精作用があり、内臓の働きを活性化し、疲労回復に効果的。
ヨクイニン	イネ科ハトムギの種皮を除いた種子。肌あれやイボに有効。
タイソウ	ナツメの果実。胃腸の機能を整える働きを持つ。
クコシ	ナス科クコ属のクコの成熟果実を乾燥させたもの。疲れ目、腰やひざのだるさの改善、肝機能の向上などに働く。

・意外と知らない、ドリンク剤に関する真実！

店舗での仕事を通じて漢方に興味を持ち、生薬の勉強を進めるなかで疑問に思ったのが、「温めるものをなぜ冷やすのか？」でした。

ニンジン、ハンピなど滋養強壮に働く生薬の多くは**体を温める成分**なのですが、それらをメインに配合したドリンク剤は、ほぼどのお店でも**冷蔵ケース**に並べられています。その理由をあるメーカーさんに聞いてみたところ、次のような答えが。

「飲みやすいからですよ、冷やした方が。」

生薬にはそれなりにクセのある味のものが多く、確かに常温より冷やした方が飲みやすくはなります。ただ、温めるものをわざわざ冷やして体内で再度温めるより、常温のまま飲む方が効果は高いと考えられます。個人的な体感ですが、実際に常温で飲んでみたところ、冷やしたものよりも早く効果が現れたように感じました。それ以来、生薬配合のものを飲む際は、常温の商品を選ぶようにしています。

・肌あれ、口内炎に効く成分

ビタミン成分
● ビタミンB2（リボフラビン）
● ビタミンB6（ピリドキシン）

・皮ふ・粘膜に働くビタミンの代表といえば「B2」

三大栄養素※の中の、おもに脂肪の代謝※に働く**ビタミンB2**は、皮ふや粘膜を健康に保つ働きで知られています。不足すると、にきびや吹き出物、口内炎、湿疹《しっしん》などの症状が出やすくなります。

また、ビタミンB6にもB2と同じく、皮ふや粘膜を正常に機能させる働きがあることから、肌や粘膜のトラブルを緩和・改善する目的の製品には、この両ビタミンがメインで配合されています。

三大栄養素【さんだいえいようそ】動物の栄養素のうち、炭水化物、たんぱく質、脂肪の3つのことを指す。おもに生物の構成物質やエネルギー源となる。↓P.194参照。

代謝【たいしゃ】体の中で物質が変化することで、エネルギーがつくられたり、物質が消費されたりする化学反応。（例：肝臓での代謝により薬の効果が失われていく、脂肪が代謝されて脂肪酸とグリセリンができる）

おもな製品には『チョコラBBプラス』（エーザイ）、『ハイチオールBクリア』（エスエス製薬）、『新エバユースB26』（第一三共ヘルスケア）などがあります。

・しみ、そばかすに効く成分

ビタミン成分

- ビタミンC（アスコルビン酸）
- ビタミンE（トコフェロール）

・メラニン色素の生成を抑えて、肌の弾力をもキープする

「ビタミンC」

ビタミンCには紫外線による**メラニン**※の生成を抑える働きのあることが、多くの研究などで明らかにされています。これにより、肌のし

メラニン【めらにん】 動物の目や皮ふ、毛に見られる、黒から褐色《かっしょく》の色素。紫外線をさえぎり、皮ふなどを守る働きがある。皮ふなどが紫外線を浴びるとその産生がうながされ、メラニンの生成量が増える。

み、そばかすなどの予防や**無色化**に効果を発揮します。また、肌の大部分を占める**コラーゲン**というたんぱく質をつくるうえでもビタミンCは大切な働きをしており、**弾力のある、みずみずしい肌のためにも欠かせない成分**といえます。

服用について一点、ビタミンB、C類は水に溶けやすい**水溶性ビタミン**のため、一度にたくさん摂ると、体が吸収しきれない分は汗やおしっこに混じって排出されてしまいます。そこで、ビタミンCを薬として飲む場合は、1日数回に分けて摂ることが大切になります。

また、**ビタミンE**は強力な**抗酸化作用**※を持ち、ビタミンCと協同して効果アップに働きます。

こうしたCとE、両方のビタミンを配

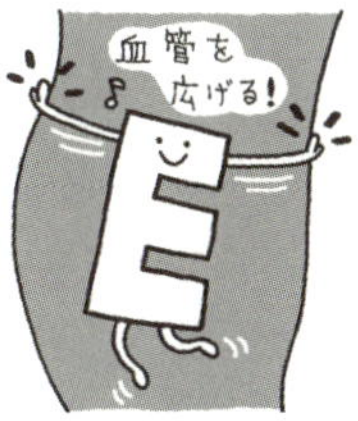

ビタミンE
血管を広げて血行をよくするなど、若返りのビタミンといわれる

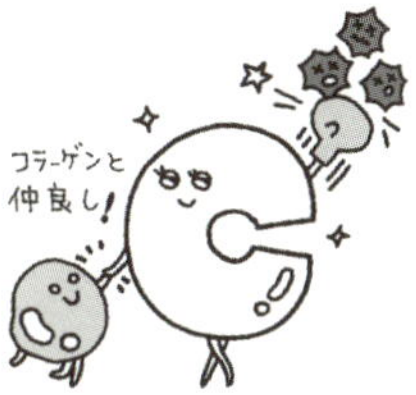

ビタミンC
メラニン色素の生成を抑え、しみ、そばかすを防ぐ

抗酸化作用【こうさんかさよう】
体内で、酸素が関与して起こす有害な作用を抑制する働きのこと。

合した「EC剤」と呼ばれるおもな市販薬には『ユンケルECプラス』（佐藤製薬）、『ビトン-ハイECB2』（第一三共ヘルスケア）、『ハイシーホワイト2』（武田コンシューマーヘルスケア）などがあります。

ほぼビタミンCがメインとなるものでは、『ハイシーL』、『ビタミンC「タケダ」』（ともに武田コンシューマーヘルスケア）、『ビタミンC「イワキ」』（岩城製薬）などがあります。

アミノ酸成分

● L－システイン

・肌のターンオーバー※を助けるアミノ酸パワー

ビタミンCと同じく、**抗酸化作用**に優れたアミノ酸の**L－システイン**も、しみなどの原因となる**メラニン**がつくられるのを防ぐとともに、過剰にできてしまった黒色メラニンを**無色化**する作用があります。L

ターンオーバー【たーんおーばー】
皮ふなどの新陳代謝のこと。肌の場合は約28日で肌細胞は表面の肌へ成長し、古くなった皮ふの表面の角質層は、垢《あか》となって、はがれ落ちる。

ーシステインを含むおもな市販薬には、『ハイチオールCプラス』、『ハイチオールCホワイティア』（ともにエスエス製薬）などがあります。

・手足の冷え、肩こり、腰痛に効く成分

ビタミン成分

● ビタミンE（トコフェロール）

・血のめぐりをよくして、冷え・痛みを緩和する

強力な抗酸化作用で**「若返りのビタミン」**などとも呼ばれる**ビタミンE**は、血液や血管の老化を防ぐとともに、毛細血管を広げて血行を促進する働きも持っています。このため、手足など末梢《まっしょう》の血行不良が原因のひとつと考えられる、**冷え性**や**肩こり**、**腰痛の緩和・改善**にも

効果を発揮します。

ビタミンEがメインに配合されているおもな市販薬には『**ユベラックス**』（エーザイ）、『**ユンケルEナトール**』（佐藤製薬）、『**ネーブルファイン**』（エスエス製薬）などがあります。

・体への吸収も、お値段も「天然」が高いが……

医薬品に使われている**ビタミンE**には3つのタイプがあり、体への吸収のいい順番に**天然**、**天然型**、**合成**となります。今回紹介したEメインの市販薬は、いずれも**天然ビタミンE（d－α－トコフェロール）**が、一方、先に紹介したビタミンE、Cの両方を配合した「**EC剤**」では、**天然型（酢酸d－α－トコフェロール）**が使われています。単純に吸収の面でいえば、CとEを別々に摂った方が効果は高いのですが、天然のビタミンEは結構なお値段になりますし、EC剤は両方を一度に飲めるという利点も。基本的に毎日飲むものですから、こうした点を考慮して、自分に合った製品を選ぶようにしましょう。

第7章

まだまだある！長期化しがちな悩みに効く薬

「体質だから」とあきらめるのはまだ早い！　人には話しにくいお悩みが改善できるかもしれない薬を、一挙にご紹介します。

乗り物酔い薬
（酔い止め薬）

体質だから、とがまんするよりも、
しっかりとした予防・対策をして、
移動時間を楽しむべし！

乗り物酔い薬とは？

乗り物酔い薬は、車や列車、船などに乗った際に起きる、**めまい**、**頭痛**、**吐き気**などの症状を予防・緩和する薬です。

乗り物酔いはまさに「動揺病」

乗り物酔いはどうして起きるのでしょう？　ひとつには、体の**平衡**※

平衡感覚【へいこうかんかく】空間において重力の方向に対する身体の位置や姿勢、運動の変化を知る感覚のこと。

耳の構造

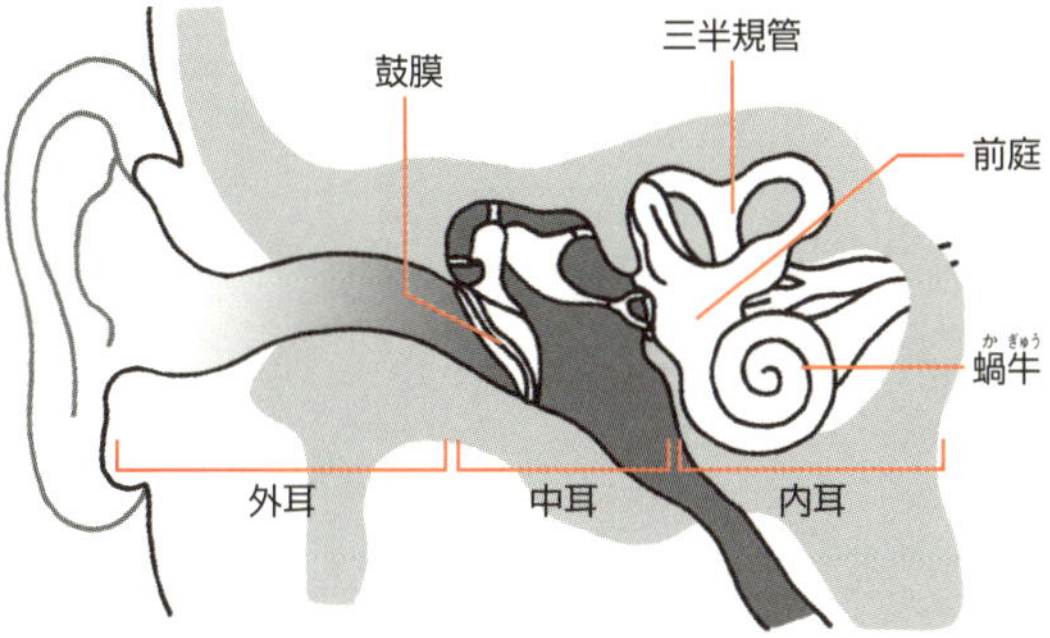

感覚を感知し、保つ平衡機能に異常が起こるからとされています。

乗り物が振動したり、加速して体が揺られ続けると、耳の中にある平衡感覚にかかわる器官・**内耳前庭**や**三半規管**が刺激され、平衡感覚や自律神経※に乱れが生じて、乗り物酔いの症状が現れると考えられています。加えて、目で見えている情報から得られる**不安**や**ストレス**も関係しているとされます。

乗り物酔いは学術的に**「動揺病」「加速度病」**とも呼ばれますが、まさに読んで字のごとくというわけです。

自律神経【じりつしんけい】
呼吸や消化吸収、心臓を動かすなど、生命を維持するために、意思をともなわずに行われる働きに関与する神経のこと。

市販薬
YES or NO

普段から同じような症状がないか、思い返そう

市販薬が適当でないと思われるケースには、次のようなものがあります。

■3歳未満の子どもが乗り物での移動中にむずかるような場合
↓気圧変化による耳の痛みなど、乗り物酔いとは別の要因の可能性が高いと考えられます。その年ごろの子どもは自律神経系が未発達なため、乗り物酔いが起こることはほぼないとされています。また、そもそも3歳未満を対象にした乗り物酔い止めの市販薬はありません。

■乗り物酔いの一時的なものではなく、普段からめまい、吐き気ほか同じような症状がたびたび起こる
↓動悸《どうき》や立ちくらみ、低血圧などを原因としたふらつきの可能性

や、脳疾患《しっかん》、メニエール病などさまざまな病気から起きている症状の可能性があります。

こうしたケースでは病院やクリニックなど医療機関を受診するのが望ましいでしょう。

市販薬の選び方

第一のポイントは「乗っている時間の長さ」

市販の乗り物酔い薬に配合されている成分は、作用のプロセスが異なるものの、**顔面蒼白**、**めまい**、**頭痛**、**吐き気**といった乗り物酔いの不快な症状を予防・緩和するためのものです。

市販の乗り物酔い薬に含まれるおもな有効成分とその働き

次に紹介する**抗めまい成分**、**抗※ヒスタミン成分**、**※副交感神経遮断成**

ヒスタミン【ひすたみん】
体を守る免疫機能において重要な役割を担う物質。作用する部位によってさまざまな働きをする。P.49も参照。

副交感神経【ふくこうかんしんけい】
自律神経のうち、心身を休ませ、守るために働く作用。唾《だ》液を分泌したり、鼻水や尿をつくったりする。

分は、いずれも、めまい、吐き気といった乗り物酔いの典型的な症状に効果を現します。

抗めまい成分

- ジフェニドール塩酸塩

自律神経の異常な興奮を抑えて、めまいや吐き気などに効果を発揮します。**抗ヒスタミン作用**（48ページ参照）がほぼないため、**眠くなりにくい**のが特徴です。市販薬では『トラベルミンR』（エーザイ）に配合されています。

抗ヒスタミン成分

- メクリジン塩酸塩
- マレイン酸フェニラミン

いずれの成分も**抗ヒスタミン作用**（48ページ参照）により、眠気の副作用があります。

メクリジン塩酸塩は脳の嘔吐中枢※の興奮を抑えて、めまいや吐き気などの症状の改善に働きます。この成分は代謝※される時間が長いため、効果が12～24時間と長時間持続するのが大きな特徴です。この成分は市販薬ではよく使われており、おもな製品には『トラベルミン1』（エーザイ）、『パンシロントラベルSP』（ロート製薬）などがあります。

マレイン酸フェニラミンは自律神経の働きを抑えることで、めまいや吐き気の症状緩和に働き、効果の持続時間は4～6時間程度とされています。この成分は『アネロン「ニスキャップ」』（エスエス製薬）などに配合されています。この『アネロン「ニスキャップ」』は1日1回の長時間タイプですが、これはマレイン酸フェニラミン自体の性質ではなく、薬剤を特殊コーティングするなどの製剤技術による効果です。

嘔吐中枢【おうとちゅうすう】
刺激を受けると反射的に嘔吐を起こさせる部分。

代謝【たいしゃ】
体の中で物質が変化することで、エネルギーがつくられたり、物質が消費されたりする化学反応。（例：肝臓での代謝により薬の効果が失われていく、脂肪が代謝されて脂肪酸とグリセリンができる）

副交感神経遮断成分

●スコポラミン臭化水素酸塩水和物

脳の嘔吐中枢※に送られる刺激をさえぎって、自律神経の興奮を抑え、平衡感覚の乱れや感覚の混乱を防ぐことで効果を発揮します。この成分は、乗り物酔いのつらい症状のひとつでもある**生つば**を、唾液《だ》の分泌などを抑制する**抗コリン作用**によって抑える働きが強いとされています。市販の乗り物酔い薬では非常によく使われており、ほとんどの製品に入っています。

嘔吐中枢【おうとちゅうすう】

↓P.211参照。

Column
コラム

乗り物酔いの事前・事後対策

乗り物に酔いやすいという自覚のある人は、酔う前の薬の服用がベスト。1時間前までには飲んでおきたいものです。加えて、**「乗る前」「乗ったら」「酔ったら」**の3つのステップにおいて最善策をとることも重要と思われます。

乗る前…前日は睡眠をしっかりととり、乗車前は極端な空腹や満腹を避けましょう。食事は消化のよいものを。内容としては、たんぱく質と鉄分を補給するのは○、逆にかんきつ類は消化が悪く、吐きやすくなる傾向があるため避けます。

乗ったら…進行方向を向いて遠くの景色を眺めるのがいいでしょう。読書やゲームなど視線を下に向けるのは避けましょう。車内は換気を行い、新鮮な空気を吸います。

酔ったら…胸元やベルトなどを緩めて体を楽にし、外の新鮮な空気を鼻からゆっくり吸って口から吐くようにします。もどしてしまった場合は、冷たい水で口をすすぐのがいいでしょう。また、可能であれば、車を降りて休む、氷をなめる、といったことも症状の緩和に働きます。

痔《じ》疾《しつ》用薬
（痔の薬）

痛みはなくとも早めの対処が◎
「痔のタイプによる剤形の使い分け」も重要なポイント

おもな痔《じ》のタイプは3パターン

基本的には痔《じ》とは、**肛門付近の炎症や潰瘍**※**、静脈瘤**※**、化膿**※**などの症状をあらわす病気の総称のこと**です。痔のタイプは大きく、**「痔核」（いぼ痔）**、**「裂肛《れっこう》」（切れ痔）**、**「痔瘻《じろう》」**の3つに分けられます。タイプごとのくわしい紹介は次ページの図をご覧ください。

潰瘍【かいよう】粘膜や皮ふの表面が炎症などでただれ、できたきずが深くえぐれたようになった状態。

静脈瘤【じょうみゃくりゅう】静脈の血流が悪くなり、一部がこぶのように膨れること。

痔の種類

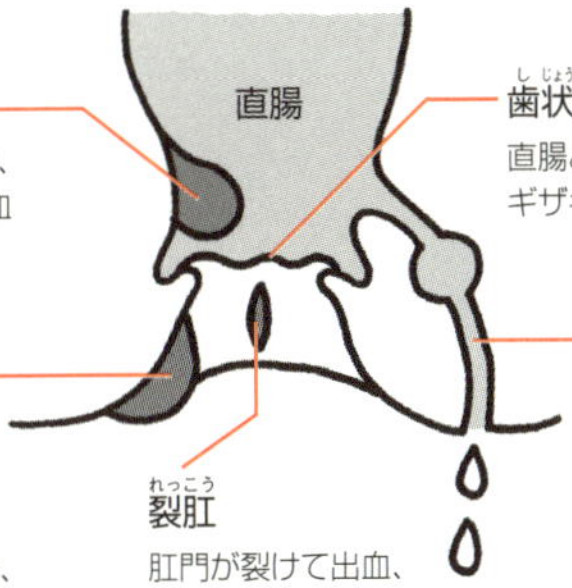
内痔核
歯状線よりも上側にでき、痛みがないが排便時に血液が混じる
歯状線《しじょうせん》
直腸と肛門の接合部分にあるギザギザした境界線
外痔核
歯状線よりも下側にでき、痛みをともなう
肛門が裂けて出血、切れ痔ともいう
痔瘻《じろう》
直腸から肛門付近に向かって穴が貫通し、膿《うみ》が出る

痛みのボーダーライン は「歯状線」

　こうしたなかで、市販薬の痔の薬を使うのが適当と考えられるのは、軽症な**痔核**か、あるいは**歯状線**※の下側にある**裂肛**の症状と、それにともなう腫《は》れや痛み、出血、かゆみなどの緩和・改善です。軽症な**痔核**の目安としては、歯状線の下側にできた**外痔核**全般と、歯状線より上に位置する**内痔核**の**第Ⅱ度以下**（216ページの図参照）と考えられます。

　また、痔は患部がどこにあるかで

化膿【かのう】
傷口などに細菌などが感染して炎症を起こし、腫《は》れや痛みがあり、膿《うみ》が出てくる状態。

※歯状線【しじょうせん】
腸と皮ふとが合わさる部分。まっすぐな線ではなく、歯が合わさっているように見えることから、歯のような線＝歯状線と呼ばれているらしい。

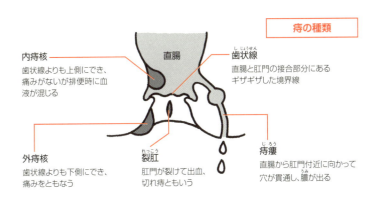

症状が大きくちがってきます。そのポイントのひとつとなるのが**歯状線**です。**痔核、裂肛**ともに、患部が歯状線よりも下の場合には痛みがあり、上の場合は痛みません。これは歯状線より上には痛覚がないためで、痛みの有無により患部の場所がある程度把握でき、それが剤形※を選ぶ際に大いに有効です。

内痔核の進行度合い

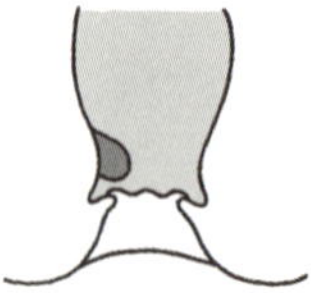

第Ⅰ度
排便時に出血はあるが、痛みはない。痔核の脱出※もない初期の段階。

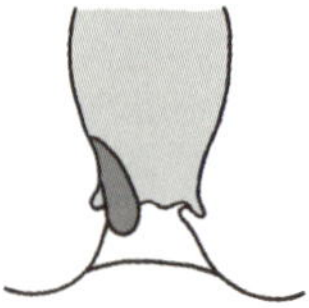

第Ⅱ度
排便時に痔核が脱出するが、自然に戻る。ここまでは市販薬での治療が可能。

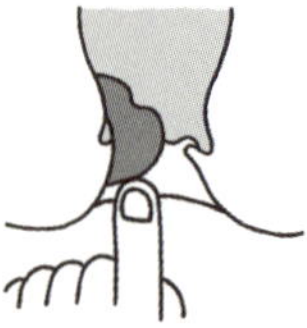

第Ⅲ度
排便時に痔核が脱出。手で押すと戻る。専門医への受診が必要。

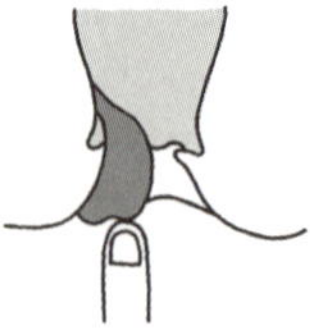

第Ⅳ度
痔核が脱出し、手で押しても戻らない。専門医への受診が必要。

※脱出…痔核が押し出されて、外へ出てくること。

剤形【ざいけい】
錠剤、カプセル、軟《なん》膏《こう》など、医薬品の形状のこと。

市販薬 YES or NO

重症もしくは痔以外の可能性がある場合は医療機関へ

市販薬での治療に適さないケースとしては、ひとつに**軽症でない痔核**があります。具体的には右ページの図「内痔核の進行度合い」で、**第Ⅲ度、第Ⅳ度**の状態です。

このほか、次のような場合も病院やクリニックなどを受診するのがいいでしょう。

■肛門や直腸付近に強い痛みがある

↓痔の悪化などによって細菌感染が起こり、膿瘍※や痔瘻ができている可能性があります。この場合、治療には手術を要することもあります。

■市販薬を添付文書などで指示されている期間使用しても、排便の際の出血、痛み、かゆみといった症状が改善されない

膿瘍【のうよう】
皮ふ内部に膿《うみ》が溜まっていること。

↓こうした状況で肛門部に強めの痛みがある場合、**肛門がん**の可能性もあります。また、痛みをともなわない出血があって、便が黒い色をしているケースでは、大腸がん、潰瘍《かいよう》性大腸炎、クローン病などの疑いがあります。

市販薬の選び方

まずは、痔の薬のおもな成分と効果的な使い方をチェック

・「あなたの痔のタイプ」を考えてみよう

市販の痔の薬選びは、まず自分の痔のタイプを見定めることから。ここをクリアせずして、ピッタリの市販薬へたどり着く道は拓《ひら》けません。といってもさほど難しいものではありません。

・痔のタイプの判断は「痛みと出血の状態」がポイント

ポイントは**痛み**と**出血の状態**です。先に書いたように、**痛みを感じるのは歯状線の下側**なので、その上に位置している状態の**内痔核**には

痛みがありません。にもかかわらず、なんらかの原因で内痔核の表面がきずつくと、ポタポタ、もしくは「シャーッ」と鮮血が肛門からほとばしります。

「痛くないのに出血がある」、これが第Ⅰ度の、まだ肛門の奥で目に見えない状態の内痔核の典型的な症状といえます。このほか**血液が便に混入している場合**も内痔核の可能性大といえます。

一方、歯状線の下側の**外痔核**ですが、この場合は患部が比較的外側にあることから、触れればわかるケースが多く、内痔核よりも自覚しやすいといえます。ほかにも患部が外側のため座っている時などに痛みを感じることが多いといえます。

また、**裂肛**では、**排便時の痛烈な痛み**が大きな特徴となるほか、症状が慢性化すると排便時よりも排便後数十分くらいから**灼熱感**※をともなう痛みが現れることもあります。

大まかなタイプ判別の目安は220ページの表をご覧ください。

灼熱感【しゃくねつかん】
熱くピリピリとした皮ふ感覚のこと。

■痔の症状や位置から考えられる痔のタイプの可能性

症状		痔核（いぼ痔） 内痔核	痔核（いぼ痔） 外痔核	裂肛（切れ痔）	肛門周囲炎	痔瘻
痛み	排便時	☆ 可能性がある	可能性がある	可能性が高い		
痛み	排便後も続く			可能性がある		
痛み	歩行時	☆ 可能性がある	可能性がある		可能性がある	
痛み	座った時		可能性がある		可能性がある	
出血	下着に付着		可能性がある	可能性がある		
出血	ポタポタ垂れる	可能性がある	可能性がある			
出血	ほとばしる	可能性がある				
出血	便に混入	可能性が高い				
腫脹※1	肛門の奥の違和感	可能性が高い				
腫脹※1	肛門周囲の腫れ				可能性がある	
腫脹※1	触るとわかる		可能性が高い			
脱出※2	排便時のみ	可能性が高い				
脱出※2	常時もしくは指で戻せる	可能性がある				
その他	排便がつらい			可能性が高い		
その他	肛門に熱感				可能性が高い	可能性がある
その他	肛門周囲から膿《うみ》					可能性が高い
その他	かゆみ		可能性が高い		可能性が高い	
その他	きず		可能性がある	可能性が高い		
その他	ただれ		可能性がある		可能性が高い	

（濃色）可能性が高い　（淡色）可能性がある

☆:おもに症状が進行して痔核が脱出するようになった場合

※1　しゅちょう。腫れて膨れること

※2　痔核が押し出されて、外に出てくること

■痔のタイプと適した剤形

剤形＼タイプ	痔核 内痔核	痔核 外痔核	裂肛	肛門裂傷	肛門周囲炎	痔瘻
坐剤	◎	△	○	○	△	×※
軟膏	△	◎	◎	◎	○	
注入軟膏	◎	○	◎	◎	◎	
内服薬	○	○	○	○	○	

◎:適当と思われる　○:使用できる　△:不可ではないが効果は薄い　×:不適当
※医療用医薬品もしくは手術の適応となる。

・自分の痔のタイプに適した剤形を選ぼう

市販の痔の薬を選ぶ際、成分選びに勝るとも劣らず重要なのが、**剤形選び**です。たとえば、痔核の場合、歯状線よりも上にあるものを内痔核、下にあるものを外痔核といいますが、患部が肛門内にある内痔核は**坐剤**や**注入軟膏**《なんこう》といった剤形が適しています。一方、患部が肛門の入り口付近となる外痔核では、直接塗れる**軟膏**が適しているといえます。

痔のタイプと適した剤形については上の表をご参照ください。

市販の痔の薬に入っている成分は、それぞれ直接的、間接的など作用のちがいはあるものの、多くの成分が単体で痔にともなう腫れ、痛み、かゆみを緩和・改善する働きを持っています。

市販の痔疾用薬に含まれるおもな有効成分とその働き

・腫れ、痛み、かゆみなどを抑える成分

抗炎症成分

- ヒドロコルチゾン酢酸《さくさん》エステル
- プレドニゾロン酢酸エステル

ヒドロコルチゾン酢酸《さくさん》エステル、**プレドニゾロン酢酸エステル**はおもに**ステロイド**と呼ばれる同じジャンルの成分で（172ページ参照）、シャープな効きめの抗炎症作用※などにより、腫れや出血、かゆみを強

抗炎症作用【こうえんしょうさよう】痛みや熱の原因となる炎症を抑える働き。

力に抑えます。

とくに制約がなければ痔の薬のファーストチョイスとなる成分なのですが、肛門付近は皮ふが薄く成分の吸収がよいため、医師からステロイドの内服薬を処方されている方や、腎臓の機能が非常に弱っている高齢の方などは、まずは医師や薬剤師などに相談してみるのがいいでしょう。これらの成分が配合されている製品には、ヒドロコルチゾン酢酸エステルは**『プリザエース』**、**『プリザS』**（ともに大正製薬）などが、プレドニゾロン酢酸エステルは**『ボラギノールA坐剤・軟膏・注入軟膏』**（天藤製薬）などがあります。

●グリチルレチン酸

ステロイド成分が使えない、もしくは炎症の度合いが比較的低い場合には、抗炎症成分として**グリチルレチン酸**（163ページ参照）を使っている製品がおすすめです。おもなものに**『ボラギノールM坐剤・**

軟膏』（天藤製薬）があります。

抗ヒスタミン成分

● ジフェンヒドラミン塩酸塩

かぜ薬、かゆみ止めほか非常に多くの製品に入っている成分で、抗ヒスタミン作用により、炎症を抑えて、腫れやかゆみを鎮めます。※成分の説明は175ページをご覧ください。

血管収縮成分

● テトラヒドロゾリン塩酸塩
● フェニレフリン塩酸塩

点鼻薬や目薬などにも使われている成分で、文字どおり、血管をギ

ヒスタミン【ひすたみん】体を守る免疫機能において重要な役割を担う物質。作用する部位によってさまざまな働きをする。P.49も参照。

ュッと細く収縮させる作用があります（くわしい成分の説明は60ページ、147ページをご覧ください）。これにより、出血を抑えるとともに、血液の流れを滞らせて、有効成分を患部にとどめる働きもあります。**テトラヒドロゾリン塩酸塩**は『**プリザエース**』（大正製薬）などに、**フェニレフリン塩酸塩**は『**プリザS軟膏**』（大正製薬）などに配合されています。

局所麻酔成分

- リドカイン
- ジブカイン塩酸塩

きず薬などに入っている成分で、局所麻酔作用により痛みやかゆみを鎮めます。皮ふ表面の麻酔作用は**リドカイン**の方が強く、多くの市販の痔の薬に配合されています。**ジブカイン塩酸塩**は『**プリザS軟膏**』（大正製薬）などに配合されています。

スキンケア用薬（乾燥肌の薬）

乾燥や水仕事などで奪われるうるおいを補給！

生活環境から起こる乾燥・かゆみには尿素が効く

●市販薬は「尿素」を使っているものがメイン

健康な皮ふを保つためのスキンケア製品ですが、ここではおもに医薬品の部類で肌の乾燥、およびそれにともなうかゆみなどに有効な成分と、配合されている製品を紹介していきます。ちなみに市販薬のメインは、水分を肌にとどめておきやすい**尿素**※が配合された製品で、皮ふの機能を正常にし、状態の悪化を改善・予防します。

尿素【にょうそ】
たんぱく質が体内で分解する時に生じる物質で、ほ乳類の尿や動物の体液などに広く存在する。水に溶けやすく、毒性はない。性質の特性である浸透性を利用し、保湿のために化粧品、医薬品などに広く使われている成分。

市販薬
YES or NO

生活環境の改善も、症状軽減のひとつの方法

市販薬の使用が適しているとされるのは、なんらかの病気などを原因としない肌のトラブルで、たとえば次のようなケースになります。ただし、市販薬の使用はあくまでも**対症療法**であり、症状が出ないような環境・体質への改善を併せて行うことも重要です。

- **10月後半～3月ごろの秋から冬の時季にかけて症状が出やすい**
- **飲食やサービス業など水仕事をする職場・生活環境にあって、1年を通じて症状が出やすい**
- **心理的ストレスが増えたり、免疫力の低下などで健康状態が悪くなると症状が現れやすい**
- **おもに高齢の影響で、肌のバリア機能が低下している**

一方で、病院やクリニックなど医療機関の受診をすすめたいケースには、次のようなものがあります。

□肌トラブルの背景に、糖尿病、甲状腺機能亢進《こうしん》症、妊娠などはっきりとした病気などの原因がある

□乾癬※や貨幣状湿疹※、アトピー性皮ふ炎など、原因が明確に特定できないもの

市販薬の選び方

保湿するか、直接かゆみを鎮めるか

乾燥肌、ならびにそれによって生じるかゆみなどに効果を発揮する市販薬に含まれるおもな成分は、大きく、**乾燥を緩和・改善する成分、かゆみ・炎症を抑える成分**の2つに分けられます。

乾癬【かんせん】 慢性で炎症をともない、皮ふが厚く硬くなる症状。赤い発疹《ほっしん》の上に銀白色のかさぶたが生じる。

貨幣状湿疹【かへいじょうしっしん】 かゆみをともなう赤い貨幣状の斑点。

市販のスキンケア用薬に含まれるおもな有効成分とその働き

肌の乾燥を緩和・改善する成分

- 尿素
- γ《ガンマ》-オリザノール
- レチノール（ビタミンA）
- トコフェロール酢酸《さくさん》エステル（ビタミンE）
- ヘパリン類似物質

尿素は**天然保湿因子**と呼ばれる、私たちの皮ふにもともとある自然のうるおい成分のひとつ。**皮ふに水分を引き寄せる**、**硬くなった皮ふをやわらかくする**などの働きを持っています。乾燥肌改善の市販薬では主流の成分であり、**『ケラチナミンコーワ20%尿素配合クリーム』**（興和）、『フェルゼアHA20クリーム』（資生堂薬品）など大変多くの製品に配合されています。注意点としては、尿素には**刺激性**があるため、使用後に腫《は》れやかゆみ、かぶれ、刺激感※が出た場合は、使用を中止すること。肌が弱い人は、尿素の配合が全体の10％以下の製品、もしくは尿素配合でないものを選びましょう。

米ぬかに含まれている油性成分の**γ《ガンマ》－オリザノール**は皮脂腺の働きを活性化して皮脂の分泌を増やし、肌の持つ水分が蒸発しないように**皮脂膜**というバリアを張ります。

皮ふ・粘膜のビタミンと呼ばれる**レチノール（ビタミンA）**や、血行をよくして肌の新陳代謝を促進する働きのある**トコフェロール酢酸《さくさん》エステル（ビタミンE）**などの**ビタミン類**もよく使われる成分です。両成分については203ページなどもご参照ください。

最後に紹介する**ヘパリン類似物質**ですが、この成分を含む『アットノンEX』（小林製薬）などの製品からもわかるとおり、**傷あとなどを目立たなくさせる**のがメインの使用目的とされています。ただし、

刺激感【しげきかん】皮ふが感じる痛みや熱感、ピリピリ感のこと。

皮ふの水分保持や血行促進など、乾燥肌の改善に働く成分でもあります。

肌のかゆみ・炎症を抑える成分

- ジフェンヒドラミン塩酸塩
- クロタミトン
- リドカイン
- グリチルリチン酸二カリウム(グリチルレチン酸)

それぞれ作用は異なりますが、いずれもかゆみや炎症を緩和・改善する成分です。各成分についての詳細は163ページ、175ページ、187ページ、225ページをご参照ください。

年齢とともに
気になる症状の薬
（強心・脂質改善・尿・物忘れの薬）

だんだんと体のあちこちがガタガタに!?

「もう歳だから」とあきらめず、緩和・改善への取り組みを！

● 疲労やストレスによる動悸《どうき》・息切れを改善する強心薬

強心薬とは、普段の疲れやストレスによる心臓の軽微な働きの乱れから起こる動悸《どうき》、息切れなどに対し、心臓の機能を調整してその改善を図る薬です。

市販薬
YES or NO

持病のある方や、日常動作による突発的な発症は要注意

市販薬がすすめられないケースのひとつが、心臓病を含めなんらかの病気で医師の治療を受けている場合です。こうした状況では、強心薬を使うことによる治療中の病気への悪影響ほか、さまざまな危険性が考えられます。

また、とくに激しい運動をしていないのに動悸や息切れが日常の中で突発的に起こる、胸部の痛みや冷や汗が出るといったケースでは、早急に医療機関で対処するべき重大な心臓の病気などの可能性があります。

強心薬に用いられる成分とおもな市販薬

市販されているおもな強心薬は、強心、鎮静などの作用がある複数

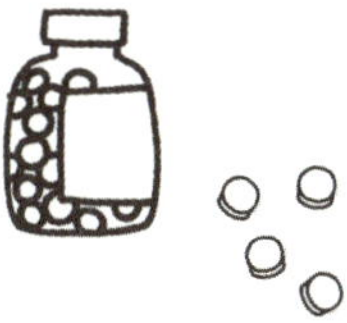

の**生薬**※から構成されています。

強心の主成分となる**センソ**は15歳未満や妊娠もしくはその可能性のある人は服用しないことと定められています。また、同成分を含む製※剤は噛むと舌などがマヒする恐れがあるため、噛まずに服用します。製品としては『**赤井筒薬　亀田六神丸**』(亀田利三郎薬舗)などがあります。

食事療法も重要な、高コレステロール改善薬

血液中のコレステロール濃度のことを、血清コレステロール(値)といいます。血清高コレステロールの改善、およびそれにともなう手足の冷え、しびれなど末梢《まっしょう》血行障害の緩和を目的とした薬が、**高コレステロール改善薬**です。

血清高コレステロールの改善には**食事療法**が重要なポイントとなるため、高コレステロール改善薬を服用する場合でも食事療法を行うようにしてください。

生薬【しょうやく】植物・動物・鉱物などの天然物を、そのままもしくは性質を変えない程度のかんたんな処理をして、医薬品やその原料にしたもの。

製剤【せいざい】使用しやすいように加工された医薬品のこと。⇔原薬

市販薬 YES or NO

治療中の方は、専門家に相談を

すでに脂質異常症で医師の治療を受けている場合は、服用の前に医師、薬剤師、もしくは登録販売者に相談することと定められています。

高コレステロール改善薬に用いられる成分とおもな市販薬

おもな成分と働きは次のとおりです。

①**パンテチン**…肝臓でのコレステロール代謝を促進させ、血中の過剰なコレステロールを減らし、血管壁への沈着を抑えます。

②**大豆油不けん化物**…ソイステロールとも呼ばれる大豆由来の成分で、小腸からのコレステロール吸収を抑制し、排泄を促進します。

③**酢酸《さくさん》d－α－トコフェロール**…天然型ビタミンEです。抗酸化作用を持ち、過酸化脂質※の生成を抑制し、手足の冷え、しびれなど

過酸化脂質【かさんかししつ】
脂質が活性酸素などによって酸化されてできる物質。血管壁に沈着すると動脈硬化の原因となったり、皮膚細胞に作用してしみやしわの原因となったりする。

末梢血行障害を改善します。

④リボフラビン酪酸《らくさん》エステル…ビタミンB_2です。血中の余分なコレステロールの生成を抑え、排出を促進して、血清LDLコレステロール※を減らします。

①、②、③を含むおもな製品には、『ユンゲオール3』(第一三共ヘルスケア)などがあります。④は『ドルチトール』(小林製薬)などの製品に配合されています。

●症状は軽度でも精神的にこたえる尿トラブル

頻尿、軽い尿もれ、残尿感、排尿困難などの泌尿器系のトラブル。加齢による体の機能低下を考えればある程度は必然ともいえますが、たとえば尿もれなどは、実際に体験すると「外出が……怖い」など想像以上に精神的なダメージが大きいのも事実です。

そうした症状の中には市販薬で改善、解消できるものもあります。

血清LDLコレステロール【けっせいえるでぃーえるこれすてろーる】 血液中に溶けている低密度リポたんぱく(Low Density Lipoprotein)のこと。一般的に悪玉コレステロールといわれる。

ひとつお試しになってみるのもいいかもしれません。

市販薬 YES or NO

なんらかの病気が原因でないものが対象

日本泌尿器学会などによれば、頻尿とは一般的に、起床から就寝までの排尿回数が**8回以上**とのことですが、市販薬が適応できるのは、ストレス性の尿意切迫感（神経性頻尿）や加齢にともなう膀胱《ぼうこう》機能の低下によるものです。

つまり、排尿異常を起こす原因となるなんらかの疾患《しっかん》が疑われるケースでは、医療機関を受診しましょう。たとえば、「夜の間だけ頻尿になる」のは、心不全や前立腺肥大の初期の特徴的な症状のひとつです。また、排尿異常にともなって、尿の色が赤っぽい、黄褐色《かっしょく》、白く濁っているなどいつもとちがう場合は、膀胱炎、腎炎、肝炎など炎症系の病気が原因となっている恐れがあります。

尿トラブルに用いられる成分とおもな市販薬

市販薬の泌尿器用の薬は、大きく**フラボキサート塩酸塩**か**生薬**※の2つに分けられます。

フラボキサート塩酸塩は、膀胱の筋肉をゆるめて容量を大きくすることで尿意を抑え、排尿の回数を減らします。女性の頻尿、残尿感に有効で、男性は前立腺肥大による頻尿の可能性がないとはいえないため、服用できません。また、**抗コリン作用**があるため、**ロートエキス**（100ページ参照）を含む胃腸薬や乗り物酔い薬、鼻炎薬、かぜ薬ほか一部の製品との併用はできません。この成分は**『レディガードコーワ』**（興和）に含まれています。

生薬を使った漢方薬系では、急性など熱症状※をともないやすいタイプの尿トラブルに効果を発揮する五淋散《ごりんさん》の**『ボーコレン』**（小林製薬）、冷えや加齢による腎機能低下に起因するタイプに有効な**八味地黄丸加**《はちみじおうがんか》

生薬【しょうやく】 植物・動物・鉱物などの天然物を、そのままもしくは性質を変えない程度のかんたんな処理をして、医薬品やその原料にしたもの。

熱症状【ねつしょうじょう】 体に余分な熱があることで起きやすい症状。皮ふのカサつきやかゆみ、ほてりなどの肉体的なものから、イライラ、焦燥感といった精神的なものまで幅広い。

五味子麦門冬《ごみしばくもんとう》の『ジェントスルーコーワ』（興和）、メンタルから生じる症状にも効果のある清心蓮子飲《せいしんれんしいん》の『ユリナール』（小林製薬）などがあります。

これらの漢方薬については第8章（317〜323ページ）も併せてご覧ください。

●物忘れ改善の効果が認められた成分は1種類のみ

「中年期以降の物忘れの改善」という効果・効能で、各メーカーから発売されている医薬品があります。

物忘れの改善の効果・効能を示せる医薬品として、発売当初から大いに注目を浴びたため、必要以上に消費者のイメージや期待を膨らませてしまったきらいも……。その後、厚生労働省などによる添付文書の改訂が行われました。

市販薬
YES or NO

加齢による単純な物忘れに有効

現在は、薬の添付文書に、**認知症あるいはその疑いがあると診断された人は服用しない**旨を記載することや、広告でも**認知症の治療または予防に用いる医薬品ではない**旨を記載することが義務づけられています。

物忘れに用いられるおもな成分と市販薬

有効成分は、古くから不安、健忘《けんぼう》などに効果があるとされてきたオンジ（遠志）という生薬※1種類のみ。精神安定作用を持ち、不安、動《どう》悸《き》、不眠、健忘などに用いられます。配合されている製品には**『ワスノン』**（小林製薬）、**『アレデル顆《か》粒《りゅう》』**（クラシエ薬品）などがあります。

生薬【しょうやく】
植物・動物・鉱物などの天然物を、そのままもしくは性質を変えない程度のかんたんな処理をして、医薬品やその原料にしたもの。

その他の悩みに関する薬
（睡眠改善・発毛・禁煙の薬）

「眠れない」「髪の毛が……」「禁煙したい」、そんな悩みを解消する薬、あります！

不眠などに用いられる、おもな成分と市販薬

・不眠の症状に効果的な「催眠鎮静成分」

ストレス、不規則な生活、旅行や出張による環境の変化などで自律※神経のバランスが崩れると、寝つきの悪さ、イライラ、緊張感などが現れやすくなります。こうした症状の改善に用いられるのが、眠気を誘い神経の興奮を鎮める**催眠鎮静成分**です。

市販薬を使うのが適当と考えられるのは、他の病気が原因ではない

自律神経【じりつしんけい】
呼吸や消化吸収、心臓を動かすなど、生命を維持するために、意思をともなわずに行われる働きに関与する神経のこと。

一過性もしくは短期間（1〜3週間程度）の不眠・入眠障害です。不眠などの症状が長く、慢性化している場合は、病院やクリニックなどで医師の診察を受けるようにしましょう。

・おもに配合されているのは「抗ヒスタミン成分」「生薬成分」

ここまでに何度も取り上げてきた**抗ヒスタミン成分**※ですが、その作用のひとつに**眠くなる**というものがあります（48ページ参照）。かぜ薬などでは副作用とされるこの働きが、催眠鎮静薬ではメインの作用となります。注意したい点としては、連用※しないこと。また、のどの渇きなどが現れやすいなど抗ヒスタミン成分の特徴も押さえておきましょう。製品には抗ヒスタミン成分の**ジフェンヒドラミン塩酸塩**を配合した**『ドリエル』**（エスエス製薬）などがあります。

このほか、**鎮静作用のある生薬**※の**サンソウニン**、**ホップ**、**チョウトウコウ**、**パッシフローラ**なども用いられています。生薬を使ったおもな製品には、**『パンセダン』**（佐藤製薬）、**『イララック』**（小林製薬）や、

ヒスタミン【ひすたみん】 体を守る免疫機能において重要な役割を担う物質。作用する部位によってさまざまな働きをする。P.49も参照。

連用【れんよう】 何日も朝・昼・晩と使い続けること。

生薬【しょうやく】 植物・動物・鉱物などの天然物を、そのままもしくは性質を変えない程度のかんたんな処理をして、医薬品やその原料にしたもの。

漢方薬の酸棗仁湯《さんそうにんとう》である『ホスロールS』（救心製薬）などがあります。

育毛・発毛に用いられる、おもな成分と市販薬

・主流の成分は断然「ミノキシジル」

市販の育毛・発毛に関する製品は、効果・効能の点で大きく2つに分けられます。ひとつは**発毛の促進や脱毛の予防**などにとどまる**医薬部外品**、もうひとつが**壮年性脱毛症に対する発毛・育毛**などの治療効果を持つとされる**医薬品**です。ここでは後者について、なかでも市販薬で使える成分のうち、効果の面でもっともおすすめしたい**ミノキシジル**を取り上げます。

ミノキシジルは、店頭でリピーターのお客さんに聞いた評価が高く、使用中の筆者自身も効果を実感中、さらに、☆日本皮膚《ふ》科学会でも最高の推奨度となっている成分です。ミノキシジルを配合した製品には『リアップX5プラス』、『リアップリジェンヌ』（ともに大正製薬）など

【☆】日本皮膚《ふ》科学会策定の「男性型脱毛症診療ガイドライン」の中で、ミノキシジルの塗り薬は、学会が強くすすめる成分にしか与えられない推奨度Aの位置づけとなっています。

があります。

禁煙の補助に用いられる、おもな成分と市販薬

・ニコチンへの依存を薬に置き換えて治療する

禁煙の治療法のひとつである**ニコチン置換療法**。これは、喫煙以外の方法で、**ニコチン**を薬として補給することで禁煙を成功させるというもので、海外の多くの臨床試験などでその有効性が認められ、日本の禁煙外来でも治療効果をあげています。ニコチン置換療法のための市販薬には、主成分がニコチンの『**ニコチネル**』(グラクソ・スミスクライン・コンシューマー・ヘルスケア・ジャパン)や『**ニコレット**』(ジョンソン・エンド・ジョンソン)などがあります。

・長所・短所を理解して「パッチ」か「ガム」を選ぶ

こうした禁煙補助薬には、貼り付ける**パッチ**タイプと噛む**ガム**タイ

プがあります。**パッチタイプ**は1日1回貼るだけとかんたんに使えるうえ、ニコチンの血中濃度が安定するなどのメリットがある反面、かゆみやかぶれが起こる可能性や、はがし忘れた場合に過剰摂取となる恐れがあります。**ガムタイプ**は、ニコチンの摂取量を自分で調節できる、口寂しさがまぎらわされるなどの利点がある一方で、噛み方によって効果や副作用に差が出る、ガムが噛めない人には使えない、などのデメリットがあります。こうした両者の特徴を把握したうえで、製品の剤形※を選ぶようにしましょう。

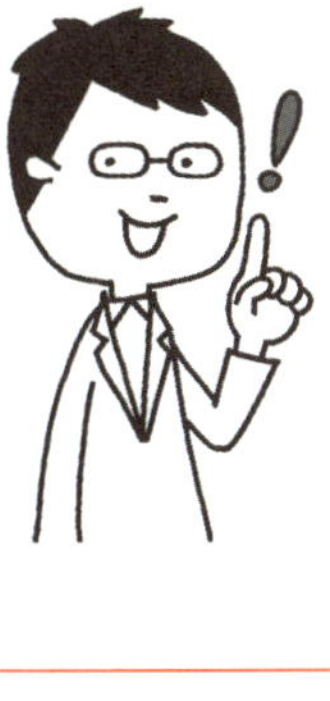

剤形【ざいけい】
錠剤、カプセル、軟《なん》膏《こう》など、医薬品の形状のこと。

本書に掲載の成分一覧（第2章〜第7章）

章	薬のカテゴリ	分類		成分名	特徴
第2章 かぜの諸症状にまつわる薬	解《げ》熱《ねつ》鎮《ちん》痛《つう》薬《やく》（頭痛薬）→P.30	解熱鎮痛成分	プロピオン酸系	イブプロフェン	炎症を抑える効果がとくに高い
				ロキソプロフェンナトリウム水和物	
			サリチル酸系	アスピリン（アセチルサリチル酸）	頭痛薬のスタンダード
				エテンザミド	
			ピリン系	イソプロピルアンチピリン	痛みに優れた効果を持つ
			アニリン系	アセトアミノフェン	おだやかな作用で広く用いられる
		中枢興奮成分		カフェイン	脳血管を収縮させて頭痛を軽減
				無水カフェイン	
		制酸成分		合成ヒドロタルサイト	胃腸への負担を緩和して、有効成分の即効性も高める
				乾燥水酸化アルミニウムゲル	
	鼻炎薬・点鼻薬→P.43	第一世代抗ヒスタミン成分		クロルフェニラミンマレイン酸塩	くしゃみ、鼻水、かゆみを緩和・改善する
				カルビノキサミンマレイン酸塩	
		第二世代抗ヒスタミン成分		フェキソフェナジン塩酸塩	第一世代抗ヒスタミン成分よりも効果の高いものが多い
				エピナスチン塩酸塩	
				エバスチン	
				ケトチフェンフマル酸塩	
				ロラタジン	
		ケミカルメディエーター遊離抑制成分（抗アレルギー成分）		クロモグリク酸ナトリウム	ヒスタミンなどのケミカルメディエーターをブロックする
				ペミロラストカリウム	
		副交感神経遮断成分		ベラドンナ総アルカロイド	副交感神経を遮断して鼻水を止める
				ダツラエキス	
		ステロイド成分		ベクロメタゾンプロピオン酸エステル	炎症を抑える働きに優れた成分
				プレドニゾロン	
		血管収縮成分		ナファゾリン塩酸塩	鼻の粘膜などの毛細血管を収縮させて、点鼻薬ではおもに鼻づまりの緩和・解消に働く
				テトラヒドロゾリン塩酸塩	
	鎮《ちん》咳《がい》去《きょ》痰《たん》薬《やく》（せき止め薬）→P.62	せきを止める成分	中枢性麻薬性鎮咳成分	ジヒドロコデインリン酸塩	せきを起こさせるせき中枢の働きを抑える
				コデインリン酸塩水和物	
			中枢性非麻薬性鎮咳成分	デキストロメトルファン臭化水素酸塩水和物	副作用の出る可能性が、中枢性麻薬性鎮咳成分よりも、比較的、軽い
				ノスカピン	
			気管支拡張成分	dl−メチルエフェドリン塩酸塩	中枢神経などに作用して気管支を広げ、呼吸を楽にする
				テオフィリン	
				メトキシフェナミン塩酸塩	
			抗ヒスタミン成分	d−クロルフェニラミンマレイン酸塩	アレルギー性鼻炎由来のせきに効果あり
				クロルフェニラミンマレイン酸塩	
		痰や炎症を緩和・改善する成分	去痰成分	グアヤコールスルホン酸カリウム	気道からの粘液分泌を増やして、痰を排出しやすくする
				グアイフェネシン	
				ブロムヘキシン塩酸塩	
				L−カルボシステイン	
			消炎酵素成分	リゾチーム塩酸塩	炎症を抑える働きがある

章	薬のカテゴリ	分類	分類（細分）	成分名	特徴
第3章　胃腸に関する薬	胃腸薬→P.88	制酸成分		炭酸水素ナトリウム	胃酸の出すぎによる胸焼け、胃もたれなどに効果的
				合成ヒドロタルサイト	
				(メタ)ケイ酸アルミン酸マグネシウム	
		胃粘膜保護·修復成分		テプレノン	あれた胃の壁を整えて不快感を解消
				スクラルファート水和物	
				セトラキサート塩酸塩	
		健胃成分		トリメブチンマレイン酸塩	疲れた胃腸を元気に動かす
				生薬成分（ゲンチアナ、ケイヒ、ショウキョウなど）	
		消化成分		ジアスターゼ	酵素の力で食後のもたれを緩和する
				リパーゼ	
		鎮痛·鎮痙《ちんけい》成分		ロートエキス	キリキリした胃の痛みを抑える
				ブチルスコポラミン臭化物	
		H_2ブロッカー		ファモチジン	胃酸の分泌を抑えて痛みを緩和
	便秘薬→P.103	刺激性成分		ビサコジル	大腸の運動を活発にする
				センナ（センノシド）	
				ピコスルファートナトリウム水和物	
		塩類系成分		酸化マグネシウム	腸内の水分量を増やして便の通りを円滑化
				水酸化マグネシウム	
		膨潤性成分		プランタゴオバタ種皮	便を膨らませて腸を刺激
		浸潤性成分		ジオクチルソジウムスルホサクシネート（DSS）	便に水分を含ませてやわらかくする
		浣腸剤		グリセリン	即効性が高い
	止瀉薬《ししゃやく》·整腸薬→P.114	腸管運動抑制成分		ロペラミド塩酸塩	大腸の過剰な運動を抑える
				ロートエキス	
		整腸生菌成分		乳酸菌（ビフィズス菌、フェーカリス菌、アシドフィルス菌など）	菌バランスを整えて腸内環境を安定化
				宮入《みやいり》菌	
		殺菌成分		ベルベリン塩化物水和物	腸内の有害な菌に効く
				タンニン酸ベルベリン	
		収れん成分		タンニン酸アルブミン	傷んだ腸管を保護·修復する
第4章　肩こり&腰痛などを改善する薬	外用消炎鎮痛薬（貼り薬など）→P.128	痛みに効く成分（基本的に温めないタイプ）	消炎鎮痛成分	ロキソプロフェンナトリウム水和物	プロスタグランジンがつくられるのを妨げる
				ジクロフェナクナトリウム	
				フェルビナク	
				インドメタシン	
			冷感刺激成分	サリチル酸（メチル、グリコール）	消炎鎮痛作用を持つほか、血行を促進して痛みを抑える
				l－メントール	
				dl－カンフル	
		痛みに効く成分（温めるタイプ）	温感成分	トウガラシエキス	皮ふを刺激して血行を促進
				ノニル酸ワニリルアミド	
第5章　皮ふ·粘膜に関する薬	点眼薬（目薬）→P.142	充血に効く成分	充血除去成分	ナファゾリン塩酸塩	目の毛細血管を収縮させて結膜の充血を抑える
				テトラヒドロゾリン塩酸塩	
		かゆみ、炎症に効く成分	消炎·収れん成分	ε《イプシロン》－アミノカプロン酸	目の炎症を抑える
				グリチルリチン酸二カリウム	
				硫酸亜鉛水和物	
			抗炎症成分	プラノプロフェン	プロスタグランジンがつくられるのを直接阻止する

章	薬のカテゴリ	分類		成分名	特徴
第5章 皮ふ·粘膜に関する薬	点眼薬(目薬)	かゆみ、炎症に効く成分	抗アレルギー成分	クロモグリク酸ナトリウム	アレルギー症状を引き起こす原因となる物質が放出されるのを防ぐ
				ケトチフェンフマル酸塩	
			抗ヒスタミン成分	クロルフェニラミンマレイン酸塩	目のかゆみなどの症状に効果的
		疲れ目に効く成分	調節機能改善成分	ネオスチグミンメチル硫酸塩	目のピント調節に働く毛様体筋という目の筋肉の働きを改善する
			ビタミン類成分	FAD(フラビンアデニンジヌクレオチドナトリウム=活性型ビタミンB_2)	角膜の新陳代謝をうながして、炎症を抑えるなど角膜組織を正常に機能させる
				ピリドキシン塩酸塩(ビタミンB_6)	末梢《まっしょう》神経の機能を高めるなどの働きによって目の新陳代謝を促進する
				シアノコバラミン(ビタミンB_{12})	毛様体筋の働きを活性化する
			アミノ酸類成分	L-アスパラギン酸カリウム	目の組織呼吸をうながして目の細胞を活性化させる
				コンドロイチン硫酸エステルナトリウム	きずついた角膜を修復したり、水分を保つ機能によって角膜の乾燥を防ぐ
		結膜炎、ものもらいなどに効く成分	抗菌成分	スルファメトキサゾール	殺菌力があり、ブドウ球菌、レンサ球菌など日常身の回りにある細菌に対し抗菌作用を発揮
				スルファメトキサゾールナトリウム	
	口内炎薬→P.159	抗炎症成分		トリアムシノロンアセトニド	炎症を抑える効果が高い
				トラネキサム酸	炎症や痛みを起こす原因となるプラスミンの働きを抑える
				グリチルリチン酸二カリウム	炎症やアレルギー症状を抑える
				グリチルレチン酸	
				シコン(紫根)	抗炎症、殺菌などの作用がある
	かゆみ止め·きず薬→P.165	ステロイド成分		ヒドロコルチゾン酪酸《らくさん》エステル	免疫抑制作用、抗アレルギー作用、抗炎症作用などにより、かゆみ、炎症を抑える
				プレドニゾロン吉草酸エステル酢酸《さくさん》エステル	
				フルオシノロンアセトニド	
				ベタメタゾン吉草酸エステル	
		抗ヒスタミン成分		ジフェンヒドラミン塩酸塩	かゆみ、炎症を抑える
		抗菌成分	抗生物質	オキシテトラサイクリン塩酸塩	細菌を殺して炎症を鎮める
				ポリミキシンB硫酸塩	
				クロラムフェニコール	
				コリスチン硫酸塩	
				バシトラシン	
				フラジオマイシン硫酸塩	
			合成抗菌成分	イソプロピルメチルフェノール	
				クロルヘキシジングルコン酸塩	
		抗ウイルス成分		アシクロビル	ウイルスの活動·増殖を抑える
				ビダラビン	
	水虫·たむしの薬→P.179	水虫の原因菌に効く成分	抗真菌成分	テルビナフィン塩酸塩	真菌に対する殺菌·抗菌作用を持つ
				ブテナフィン塩酸塩	
		かゆみを抑える成分	消炎成分	クロタミトン	皮ふに、熱くピリピリとした軽い灼熱感《しゃくねつかん》を起こして、かゆみの感覚を打ち消す
			抗ヒスタミン成分	クロルフェニラミンマレイン酸塩	かゆみを抑える
				ジフェンヒドラミン(塩酸塩を含む)	

章	薬のカテゴリ	分類		成分名	特徴
第6章　ビタミン&滋養強壮剤	滋養強壮保健薬（ビタミン剤など）→P.190	疲れ、だるさに効く成分	ビタミン成分	ビタミンB_1（チアミン類を含む）	疲れ、だるさに効果的
				ビタミンB_2（リボフラビン）	
				ビタミンB_6（ピリドキシン）	
				ビタミンB_{12}	
			各種生薬	ニンジン	ストレスを抑え、胃腸の機能を高める
				ジオウ	腎臓の機能を高めるほか、血糖値の低下、解熱作用を持つ
				ゴオウ	強心作用、鎮静作用、血管拡張による血圧降下作用がある
				ロクジョウ	強心·強壮·血行促進作用など
				イカリソウ	強壮·強精·精液分泌促進作用など
				ハンピ	強壮·強精作用があり、内臓の働きを活性化し、疲労回復に効果的
				ヨクイニン	肌あれやイボに有効
				タイソウ	胃腸の機能を整える
				クコシ	疲れ目、腰やひざのだるさの改善、肝機能の向上など
		肌あれ、口内炎に効く成分	ビタミン成分	ビタミンB_2（リボフラビン）	皮ふ·粘膜に働く
				ビタミンB_6（ピリドキシン）	
		しみ、そばかすに効く成分	ビタミン成分	ビタミンC（アスコルビン酸）	メラニン色素の生成を抑えて、肌の弾力をもキープする
				ビタミンE（トコフェロール）	強力な抗酸化作用を持ち、ビタミンCと協同する
			アミノ酸成分	L－システイン	肌のターンオーバーを助ける
		手足の冷え、肩こり、腰痛に効く成分	ビタミン成分	ビタミンE（トコフェロール）	血のめぐりをよくして、冷え·痛みを緩和する
第7章　長期化しがちな悩みに効く薬	乗り物酔い薬（酔い止め薬）→P.206	抗めまい成分		ジフェニドール塩酸塩	自律神経の異常な興奮を抑えて、めまいや吐き気などに効果を発揮
		抗ヒスタミン成分		メクリジン塩酸塩	自律神経の働きを抑える
				マレイン酸フェニラミン	
		副交感神経遮断成分		スコポラミン臭化水素酸塩水和物	自律神経の興奮を抑え、平衡感覚の乱れや感覚の混乱を防ぐ
	痔《じ》疾《しっ》用薬（痔の薬）→P.214	腫《は》れ、痛み、かゆみなどを抑える成分	抗炎症成分	ヒドロコルチゾン酢酸エステル	抗炎症作用などにより、腫れや出血、かゆみを強力に抑える
				プレドニゾロン酢酸エステル	
				グリチルレチン酸	ステロイド成分が使えない、もしくは炎症の度合いが比較的低い場合に使用
			抗ヒスタミン成分	ジフェンヒドラミン塩酸塩	炎症を抑えて、腫れやかゆみを鎮める
			血管収縮成分	テトラヒドロゾリン塩酸塩	出血を抑え、血液の流れを滞らせて、有効成分を患部にとどめる
				フェニレフリン塩酸塩	
			局所麻酔成分	リドカイン	痛みやかゆみを鎮める
				ジブカイン塩酸塩	

章	薬のカテゴリ	分類		成分名	特徴
第7章　長期化しがちな悩みに効く薬	スキンケア用薬（乾燥肌の薬）→P.226	肌の乾燥を緩和・改善する成分		尿素	皮ふに水分を引き寄せる、硬くなった皮ふをやわらかくする
				γーオリザノール	肌の持つ水分が蒸発しないように皮脂膜というバリアを張る
				レチノール（ビタミンA）	皮ふ・粘膜のビタミン
				トコフェロール酢酸《さくさん》エステル（ビタミンE）	血行をよくして肌の新陳代謝を促進する
				ヘパリン類似物質	傷あとなどを目立たなくさせる
		肌のかゆみ・炎症を抑える成分		ジフェンヒドラミン塩酸塩	かゆみや炎症を緩和・改善する
				クロタミトン	
				リドカイン	
				グリチルリチン酸二カリウム（グリチルレチン酸）	
	年齢とともに気になる症状の薬（強心・脂質改善・尿・物忘れの薬）→P.232	強心		センソ	市販の強心剤の主成分
		高コレステロール改善		パンテチン	肝臓でのコレステロール代謝を促進させ、血中の過剰なコレステロールを減らす
				大豆油不けん化物	小腸からのコレステロールの吸収を抑制し、排泄を促進
				酢酸《さくさん》d−α−トコフェロール	抗酸化作用を持ち、末梢《まっしょう》血行障害を改善
				リボフラビン酪酸《らくさん》エステル	血清LDLコレステロールを減らす
		尿トラブル	抗コリン成分	フラボキサート塩酸塩	膀胱《ぼうこう》の筋肉をゆるめて容量を大きくすることで尿意を抑え、排尿の回数を減らす
			漢方薬	五淋散《ごりんさん》	急性など熱症状をともないやすいタイプの尿トラブルに効果を発揮
				八味地黄丸加五味子麦門冬《はちみじおうがんかごみしばくもんとう》	冷えや加齢による腎機能低下に起因するタイプに有効
				清心蓮子飲《せいしんれんしいん》	メンタルから生じる症状にも効果
		物忘れ	生薬（単味）	オンジ（遠志）	精神安定作用を持つ
	その他の悩みに関する薬（睡眠改善・発毛・禁煙の薬）→P.241	不眠	催眠鎮静成分	ジフェンヒドラミン塩酸塩	鎮静作用で眠くなる
				サンソウニン	鎮静作用がある
				ホップ	
				チョウトウコウ	
				パッシフローラ	
		育毛・発毛		ミノキシジル	壮年性脱毛症に対する発毛・育毛
		禁煙		ニコチン	ニコチンを薬として補給することで禁煙を成功させる

第8章

ドラッグストアで買える！漢方薬徹底ガイド

実はシャープな効きめアリ

漢方薬は即効性がない？

漢方薬って中国の民間医療でしょ？　そんな誤解が吹き飛ぶ、漢方薬の知られざるパワーをとくとご覧あれ！

東洋医学の基礎知識

実は日本生まれ!?

漢方は体全体をトータルに観察して診断する東洋医学の一種

漢方ウォールを攻略せよ!

近年、漢方薬のラインナップを充実させているお店は少なくないものの、販売に関してはあまり積極的とはいえません。結果、漢方薬が漢字だらけの石碑と化している状況に……。

そこでこの章では漢方についてできる限りわかりやすく解説していきます。

(1) 漢方は東洋医学のひとつのジャンル～いろいろな種類がある東洋医学

まずは**漢方**を含む**東洋医学**※について触れておきます。東洋（アジア）各国には、中国で新たに誕生した**中医学**、韓国の**韓医学**など独自の医学体系があり、その多くは中国の伝統的医学である**中国医学**がベースとなっています。

日本はといえば、中国医学、中医学、漢方など、同じように見えて、専門家からすれば「まったく異なる医学体系」が混在した、実は**カオスな状態**になっています。この中で、私たちにもっとも身近な東洋医学といえそうな漢方は、実は**日本独自の東洋医学**です。古来日本に伝わった中国医学が、江戸時代から明治時代にかけて発達した医学体系で、ベースは中国が漢の時代だったころにつくられた医学書ですが、多くの日本的な考え方が採り入れられ、もはや中国医学とは異なる**「日**

東洋医学【とうようがく】
中国、日本などおもに東アジアで発展した医学。

本独自の伝統医学」なのです。ちなみに、中国には「漢方」という言葉がありません。これも日本独自の医学体系であるゆえんです。

(2) 東洋医学は人間の存在をトータルに観察する

各国それぞれ特色を持つ東洋医学ですが、その根底には共通した、普遍的な考え方があります。それは、たとえば次のようなものです。

- **病気に対し、単に見えている症状だけでなく、体全体の変化を診て判断する**
- **人間は自然を構成するひとつの要素であり、心身の健康は身のまわりの自然環境に大きく左右される**

こうした東洋医学の考え方は、まさにものごとの**本質的な考え方**といえます。

・カラダを「バラバラ」にできますか？
～「整体観念」という考え方

たとえば、胃が痛くて病院に行った時、そこに**胃だけを置きざり**にして、「じゃあ先生、あとはよろしくどうぞ」なんてことは、不可能です。しかしながら、病気の一部でしかない症状だけを診て治療を行う西洋医学※は、病院に居ながらも、胃以外の肉体は**おいてけぼりの状態**ということが少なくありません。

ここで、西洋と東洋の医学において、大きく異なる考え方のひとつに**整体観念**があります。

・私たちのカラダは部品の寄せ集めではない

整体観念というのは、人間の体を「ひとつの小さな宇宙」とみなし、内臓や器官、神経ほか人間の心身を構成するすべての要素は関連しあっているとする東洋医学の考え方です。私たちの体を構成している心

西洋医学【せいようがく】
おもにヨーロッパで発展した医学。

臓、眼球、膀胱《ぼうこう》、脳、腎臓、耳、皮ふなどの臓器や器官は、それぞれが独立した単なる部品ではありません。血管や神経などの体内に張りめぐらされたネットワークによって、互いに関連しあいながら生命活動を営んでいるのです。

・ココロとカラダも切り離せない

仕事や人間関係などから生じるストレスは全身の血行不良を招きます。それによって胃に障害が起こると、胃の粘膜が荒れるなど防御機能が低下し、胃痛などが現れやすくなります。このように、メンタルが肉体に影響を与えることは、人間の体のメカニズムからも明らかです。東洋医学がココロとカラダの関連性を重視するのも、当然のことといえます。

(3) 漢方は心身のバランスを最重視する

・人間は自然の一部です

私たちは、四季や天候、昼と夜など変化する自然に対応しながら生きています。たとえば、冬の寒さで悪化した神経痛や腰痛は、気候が暖かくなるにつれて軽快するケースが多く見られます。つまり植物や動物などと同じく、私たち人間も、私たちを取り巻く、変化し続ける自然環境の影響を、私たちが考える以上に大きく受けているのです。

・自然はプラスとマイナスからできている ～「陰陽《いんよう》」という考え方

このような、人間の心身が自然から受ける影響のほとんどは、**陰陽《いんよう》**という考え方で説明できます。陰陽とは、「高い・低い」「大きい・小さい」のような相対的なことがらを表す言葉で、強いて言い換えれば**「冷やす・温める」**というイメージです。**「陰」**は冷やす（うるおす）働きを持つもの全般を、逆に**「陽」**は温める働きを持つもの全般を指

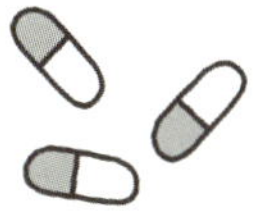

します。

たとえば、夏は「陽」がピークになり、そこから段々と「陰」が強くなって、冬に「陰」が最高に。今度は段々と「陽」が強くなって春を迎え、また夏に。1日でみると、昼は「陽」が強く、夜は「陰」が強い。私たちの体でいえば、冷え性の人は体内の「陰」が強く、熱やほてりのある人は「陽」が強い状態となります。

つまり、季節や天候、ライフスタイルなどにより私たちの心身の陰陽バランスは常に変化し続けています。この陰陽という考え方を治療に活かす東洋医学は、**時々刻々と変化する一瞬一瞬において、もっとも効果的な治療を行うための医学**なのです。

・健康とは「プラスマイナスゼロ」の状態

整体観念※や**陰陽**などをもとに診断を行う東洋医学は、何よりも**バランス**を重視する医学といえます。難解で敷居が高いと思われがちな東洋医学ですが、その治療の真髄は**「余分なものは排出し、足りないも**

※整体観念【せいたいかんねん】
↓P.255参照。

のは補う」という非常にシンプルな考え方にもとづいています。たとえば、冷え性など体の中の「陰（寒冷）」が強い人なら、その余分な陰を取り除くために、「陽（温熱）」の性質を持つ漢方薬や食べ物☆で、寒熱の偏りがない状態に戻してあげればいいというわけです。

・人間、白黒ハッキリつくことなんてマレ　〜未病の話

私たちの健康状態は、季節や天気、さらに食事や感情の浮き沈みなど、いろいろな要素によって常に変化し続けています。これは、コンピュータのように0か1で割り切れるたぐいのものではなく、あいまいな部分がほぼ大半を占めているといえます。

たとえば、朝、目覚めた時、「めちゃめちゃ調子がいい！」あるいは「とてつもなく調子悪い！」といった状況が頻繁にありますか？　たいていは「いいような、悪いような……」、そんな感じではないでしょうか。こうした状態を東洋医学では**未病**《みびょう》といいます。漢文的に読むと「イマダヤマズ」となります。病院では病気と診断されない、で

【☆】食べ物でいえば、スイカ、トマト、タコ、豚肉などは陰（冷やす・うるおす）の性質を持ち、ニラ、トウガラシ、エビ、サケなどは陽（熱する、温める）の性質を持つ。

もなんとなく調子が悪い。まさにそんな状態を示す言葉です。

こうした微妙なバランスの崩れによる**病気と健康のグレーゾーン**の状態から治療を行い、病気になる前に治してしまうというのも、東洋医学の治療の特徴のひとつです。

(4) 体の調子を決定づける三要素(気・血《けつ》・津液《しんえき》)とは?

・日々「直感的」に把握している3つのパラメーターの変化

漢方には、体の調子を左右する三要素「**気・血《けつ》・津液《しんえき》**」の考え方があります。
まず、この3つの要素はいずれも、

① 人間の体にあるエネルギーや物質で、心身の好不調にかかわる
② 飲食物からつくられる
③ 多すぎても少なすぎてもよくない

という大前提があります。これらを踏まえたうえで、それぞれ詳細をご説明していきましょう。

要素その1「気」ココロとカラダのあらゆる活動に必要なエネルギー

気とは、人間が生きていくうえで必要なエネルギー全般です。手や足、体などを動かしたり、目で見る、肌に触れて感じるなどの**体性神経支配**※から、心臓が動く、胃酸が分泌するなどの**自律神経支配**※にいたるまで、さらに、ものごとを考えるといった**思念・感情**なども含め、すべての生命活動に必要となるエネルギーです。

・気はエネルギーだから当然見えません

「見えないなんて科学的じゃない」「見えないものが本当にあるのか」などと気の存在を否定する人もいます。でも、エネルギーである**気**は当然目には見えません。風や水は見えても、それらが生み出す風力エネルギー、水力エネルギーが見えないのと同じことです。

体性神経【たいせいしんけい】
随意神経、動物性神経ともいい、知覚したり、手足など自分の意思で動かすことに関与している神経のこと。

自律神経【じりつしんけい】
呼吸や消化吸収、心臓を動かすなど、生命を維持するために、意思をともなわずに行われる働きに関与する神経のこと。

気は、私たちが食べたり、飲んだりしたものからつくられます。この「つくられる」というのがポイントです。自動車だってガソリンを入れただけでは動きません。それをもとにエネルギーをつくりだし、エンジンや車輪、計器類などを動かしています。人間にとっての飲食物も同じこと。ごはんやパン自体はエネルギーではなく、単なる**燃料**です。飲食物が消化・吸収されるなかでつくられた気があってはじめて、私たちの体は動くのです。

・目には見えずとも、常に感じている

目に見えない**気**というエネルギーですが、実は私たちは日常の中で、無意識のうちに気の存在を感じていることが多くあります。寝不足や人間関係のストレスが続けば、誰でも多かれ少なかれ弱「気」になるものです。「気」分が沈む、「気」が「気」でない、そんな時こそ、まさに心身ともに病「気」になりやすい状態といえます。逆に、仕事や恋愛が好調で「気」合い十分な時は、多少の睡眠不足でも「気」力が

充実し、いろいろなことに強「気」に臨めるものです。

このように、気は、おもに感情面のアップダウンで感じとることができます。また、必要な量の気がきちんと体をめぐっている状態は、西洋医学でいうところの**免疫力**※**が高い状態**といえます。

要素その2「血《けつ》」 ココロとカラダに滋養を与える潤滑油

2つめの要素、**血《けつ》**の働きは、血液とほぼ同じようなもので、さまざまな栄養物質を全身に送る作用や、体にとって不要な老廃物などの排出の促進です。これにより、臓器や器官などの新陳代謝がうながされ、心身の不調が改善されます。

逆にいえば、体の各部の働きや状態、さらにはメンタル面についても、一番いい状態であるためには、血が全身を滞りなく、必要な量がめぐっていることが不可欠です。

免疫力【めんえきりょく】
体にとって異物となるものを排除するなど、体を守るために働く力のこと。

・カラダのすみずみまで若々しさをキープ

血《けつ》の具体的な作用としては、ストレスで弱った**肝**※や不摂生で崩れた胃腸の働きの回復、眼精疲労、頭痛、肩こり、腰痛などの改善、肌にうるおいを与える、しみなどの皮ふの色素沈着を抑える、髪にハリ・コシを与える、メンタル面を安定させる、寝つきをよくする、生理不順の改善や生理痛を抑える、といったところが挙げられます。

要素その3「津液《しんえき》」

ココロとカラダを正しくうるおす水分

私たちの体の60％近くは水分でできています。具体的には、唾液《だ》や涙液《るい》、リンパ液などさまざまな種類があります。こうした体内の水分のうち、痰《たん》や水腫※などを除いたものを**津液**《しんえき》といいます。のどが渇いた時に飲んだ水が、ほてりや渇きを癒すように、津液の重要な働きは**心身の各部をうるおし、冷やし、なめらかにすること**です。ちなみに、

肝【かん】
東洋医学では、肝臓自体と肝臓の働きをあわせて、肝と呼ぶ。P.325も参照。

水腫【すいしゅ】
体の液体成分の流れに異常が起こり、大量に溜まった状態のこと。

気は**陽気**という呼び方もあり、温める性質を持っています。一方、血と津液はあわせて**陰液**とも呼ばれ、冷やし、うるおす性質を持っています。津液が不足すると皮ふのカサつきやかゆみ、ほてりなどの乾燥・**熱症状**※が、さらにイライラや焦燥感といった精神的な症状が起こりやすくなります。逆に、津液が多すぎる場合、冷え、むくみなどの症状が現れやすくなります。

(5) 自分の「証《しょう》」を知ることが健康への第一歩

・今の世の中、普通に生きているだけでバランスは崩れる

ここまでは、陰陽や気・血・津液のバランスが整っている状態が健康ということを説明してきました。しかしながら今の時代、雇用の不安、人間関係のストレス、過剰で偏った食事、常に運動不足など、私たちの日常は、体のバランスを崩す原因にとり囲まれています。

現代に生きるほぼすべての人は、その程度が**未病**※どまりか、**病気**で

熱症状【ねつしょうじょう】
体に余分な熱があることで起きやすい症状。皮ふのカサつきやかゆみ、ほてりなどの肉体的なものから、イライラ、焦燥感といった精神的なものまで幅広い。

未病【みびょう】
「病院では病気と診断されないが、確実に調子はよくない」、そんな病気と健康の間の状態。

倒れてしまっているかのちがいはありますが、なんらかのバランスを崩している状態にあるといってまちがいないでしょう。

・東洋医学は「証《しょう》」で分類する

そんなバランスの崩れた状態については、いくつかの典型的なパターンが存在します。これを東洋医学では、長い年月をかけて類型化した**証**※という分類の仕方で表しています。

証の分類の仕方にはいろいろな基準がありますが、もっとも基本となるのが、**実証**《じっしょう》、**虚証**《きょしょう》、**中間証**《ちゅうかんしょう》という3つの分け方です。

実証とは、ひとことでいえば**心身に余分なものがある状態**。このため、便秘、肥満、むくみ、生理痛などが起こりやすくなります。一方、**虚証**はその反対で**心身に必要なものが足りていない状態**であり、疲れやすい、食欲不振、全身的な冷えなどが現れやすくなります。そして**中間証**は、**体に必要なものが過不足ない、バランスのとれた状態**です。

証【しょう】
東洋医学で用いられる個人の心身の状態を表す分類の方法。体質、体型、性格ほか人間まるごとを総合的にとらえて判断する（例：実証、虚証など）。また、病気の進行および体調の変化を表す場合もある（例：熱証、寒証など）。

・あなたはどのタイプ？　代表的な7つの証

これをベースに「冷えが強いのは、寒冷だから？　それとも温める力が足りないから？　温める力が足りていないとしたら、それはどこ？　胃腸？　腎臓？」など、**証**は個人の心や体の状態を考慮しながらどんどん細分化されていきます。東洋医学が**オーダーメイド医療**と評されるゆえんは、こうした点にあります。

ここでは一般によく見られる、代表的な7つの証を挙げます。漢方薬選びは、まず自分の証を推測することからはじまります。すべてに当てはまらなくても、おおよその部分で当てはまるものはあるはずです。また、2つ以上の証に当てはまる複合型のケースもあります。ここで自分はどの証なのかを大まかに把握しておきましょう。

〈代表的な7つの証〉

①気虚　②陽虚　③血虚　④陰虚　⑤気滞　⑥血瘀《けつお》　⑦痰濁《たんだく》（水毒）

① エネルギーが足りない「気虚タイプ」

名称どおり**「気（が）虚《うつ》（ろ）」**な、**エネルギーの不足した状態**です。体力的に虚弱で、疲れやすく、食後は胃もたれや膨満感、眠気などが起こりやすい、**胃腸の消化吸収機能が低い**ことが一番の特徴です。

飲食物がしっかりと消化吸収されることで、私たちの体に気というエネルギーが生まれることを考えれば、胃腸の働きが低下しているこのタイプは**慢性的なエネルギー不足**の状態であり、文字どおり、「無気力」なのも当然といえます。このほか、「かぜをひきやすい」のもこのタイプの特徴のひとつ。体力や免疫力とも通じる気のエネルギーが足りないため、季節の変わりめなど少々の寒暖の変化でも体調を崩しやすく、また、長引きやすくなります。

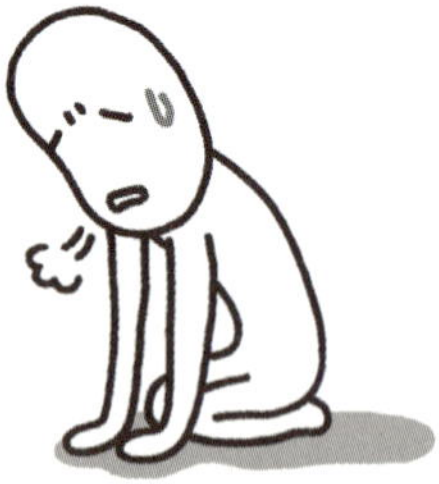

②温める力が足りない「陽虚タイプ」

「気虚タイプ」が、さらに悪化したのがこのタイプです。エネルギー不足の疲れ・だるさに加え、季節を問わず寒さを感じる**冷えの症状**が強く出ます。**気**は体を温める働きを持っているからです。このため水分代謝が悪くなりがちで、胃腸の消化吸収機能の低下にも拍車がかかります。

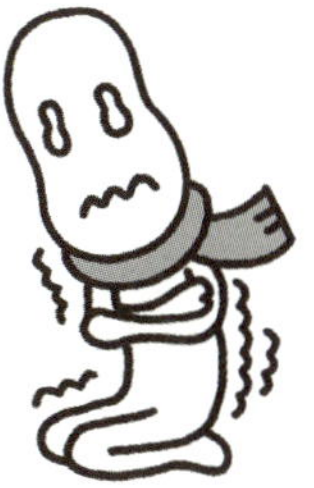

気の不足以外にも、**腎**※の持つ温める機能が年齢とともに低下することで陽虚になるケースもあります。この場合、下半身が冷えて常に重だるく、ときに痛みを生じることも。さらに排尿障害や生理不順、性欲減退など下半身の症状が現れやすいのも大きな特徴となります。

③滋養が足りない「血虚タイプ」

体を滋養する**血**が足りない状態です。心身に栄養が行き届かないた

腎【じん】
東洋医学では、腎臓という臓器だけでなく、その機能についても「腎」と表現する。また、腎の機能が衰えている状態を「腎虚」という。P.325も参照。

め、新陳代謝や精神のバランスが乱れやすくなります。顔色は青白く、うるおいのないカサカサ・パサパサした肌や髪が特徴的。女性の場合、不正出血や生理不順など血液に関連した症状も目立ち、また、経血はサラサラした状態というのも大きな特徴です。**体型は華奢《きゃしゃ》**なタイプが多く、見ためどおり疲れやすく、貧血、めまい、立ちくらみなども起こしやすいようです。このほか不安、不眠、眠りが浅く夢をよく見やすいなどの症状も。

④うるおいが足りない「陰虚タイプ」

「血虚タイプ」が進行して心身を滋養・滋潤する**血**と**津液**が、ともに足りていない状態。そこで血虚の症状に加え、**唇のひび割れ**がよく起こるのが特徴です。うるおし

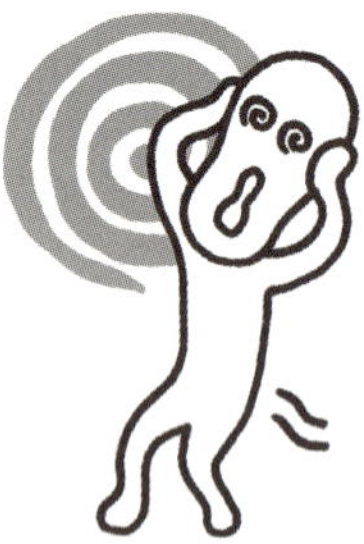

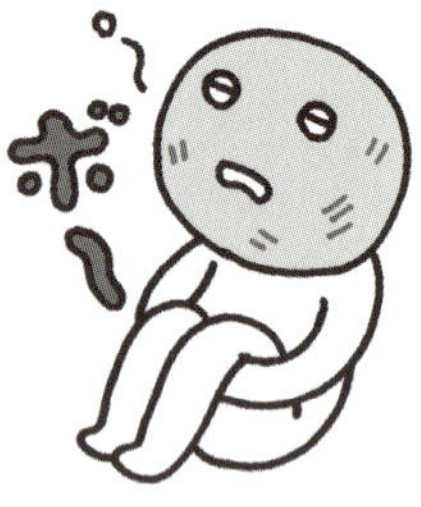

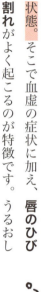

冷やす働きの津液不足から、相対的に体のほてり・熱感が強くなり、頭はボーッと熱いのに足は冷えるといった**冷えのぼせ**も見られがち。肌や髪のトラブルのほか、ドライアイ、口内炎、ほてりや熱っぽさ、寝汗、便は硬めで便秘気味など、乾燥にともなう熱系の症状が起きやすくなります。津液は夜、体が休んでいる時につくられるため、陰虚タイプは夜型の人に多く、徹夜が続いた時などはとくに強く症状が現れます。

⑤ イライラしがちな「気滞タイプ」

元気の源であるエネルギーの気は、過不足ない量が必要であると同時に、正しく全身をめぐっていることも重要なポイント。しっかりめぐらず、**「気が滞った」**状態がこのタイプとなります。気をめぐらせる働きを担う**肝**※が、ストレスなどで機能低下することが原因のひとつ。めぐらないものの、**気虚**のよ

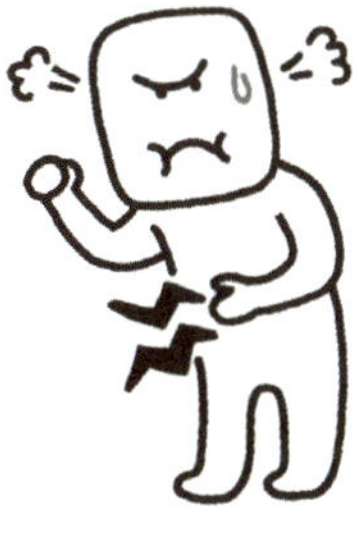

肝【かん】
東洋医学では、肝臓自体と肝臓の働きをあわせて、肝と呼ぶ。P.325も参照。

うに足りないわけではないので、流れない気が滞ったところは**余分な熱を持ちます**。これは気が持つ温める働きによるのですが、温かい気は上の方に昇っていく性質があるため、胃の辺りにとどまって炎症を起こしたり、頭でとどまると熱でイライラ感を生じさせたりします。また、気のエネルギーが持つ押し流す作用も滞るため、げっぷや吐き気、嘔吐《おうと》、便秘など、気が正しく流れている時とは逆の流れ**（気逆）**の症状も起きやすいでしょう。

⑥ 滋養がめぐらない「血瘀《けつお》タイプ」

全身に栄養を与える**血**の流れが滞っている状態。**瘀血《おけつ》**と呼ばれる古い血が流れずにとどまっているため、皮ふの色は黒っぽく、くすんだ感じに。また、血の滋養作用が途絶えることで新陳代謝が衰え、しみ、そばかす、しわ、打撲《だぼく》のあざなどが消えづらく、静脈瘤※なども目立ちます。また、血流が悪いために

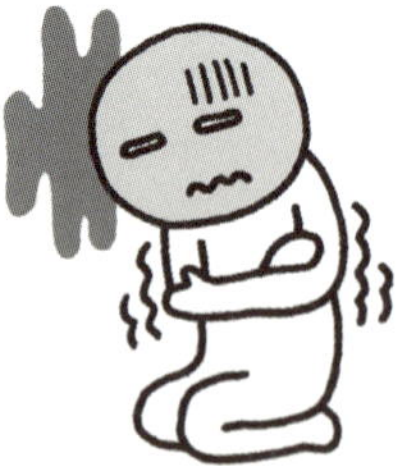

静脈瘤【じょうみゃくりゅう】 静脈の血流が悪くなり、一部がこぶのように膨れること。

寒さに弱く、冷えると状態が悪化。とくに女性に多いタイプで、症状が慢性化しやすいのも特徴のひとつです。おもな原因は**各種の冷え**。冷えて筋肉や血管が縮まると血流は悪化します。冬の寒い時季や夏場のクーラー、ストレスなどは大敵です。くすみやザラつきなどの肌トラブルや、肩・頭・下腹部などの痛み・コリ、便秘、生理痛・生理不順など女性が抱える多くの悩みがかかわるタイプといえます。また女性の場合、経血がドロドロしているというのも、このタイプの大きな特徴です。

⑦ 水分代謝の悪い「痰濁《たんだく》（水毒）タイプ」

体の中の水分が過剰な状態です。関節や筋肉の働きをスムーズにする働きもある**津液**ですが、必要以上に体内に溜まると**気・血**の働きを邪魔します。こうした余剰な水分を**湿《しつ》**といい、さらに湿が過剰になった状態を**痰**※といいます。水分過

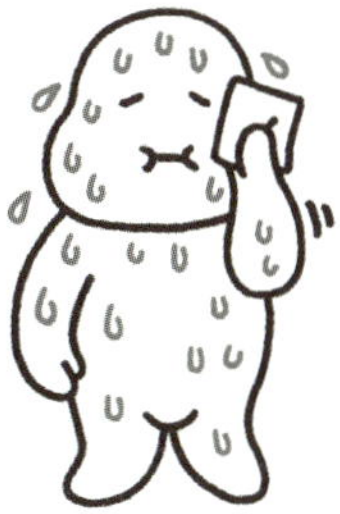

痰【たん】
のどに溜まる痰とは異なる、体の中の余剰な水分を表す漢方の考え方。

多なので、むくみや水太りの傾向が見られ、胃腸に溜まれば消化不良や膨満感、下半身に溜まれば下肢の冷えや泌尿器系の症状を引き起こす原因となります。

276ページから、市販されている漢方薬を、用いる症状別にご紹介していきます。漢方薬を選ぶ判断のポイントは、**自分の証＋おもな症状**になります。

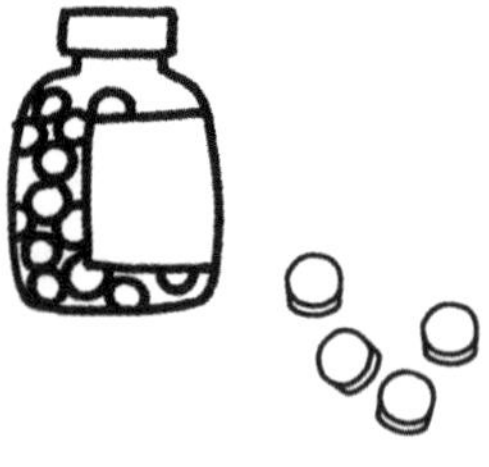

これまでのおさらい

漢方とは……

中国の伝統的な**中国医学**をもとに、江戸～明治時代にかけて発展した**日本独自の東洋医学**。最大の特徴は、体の各部分のかかわりあいと体全体の**バランスを重視**する点。**気・血《けつ》・津液《しんえき》**のバランスの乱れから予測される各人の**証《しょう》**にもとづき、漢方薬などで不調の改善を図る。

陰陽《いんよう》とは……

自然がおよぼす影響のひとつで、**陰**は「冷やす（うるおす）」、**陽**は「温める」働きのこと。体内で陰が強いと冷え性に、陽が強いと熱やほてりなどの症状が現れる。

体の調子を決定づける三要素＝気・血《けつ》・津《しん》液《えき》

いずれも、飲食物からつくられ、人間の心身の好不調にかかわり、多すぎても少なすぎてもよくない。

気

すべての生命活動に必要な**エネルギー**のこと。手や足、心臓を動かしたり、気持ちにもかかわっている。

血《けつ》

体中をめぐって栄養素を運んだり、新陳代謝をうながしたりするなど、**血液とほぼ同様の働き**をする。

津液《しんえき》

体内の水分のうち、痰《たん》など体に不要な水分を除いたもの。心身の各部を**冷やし、うるおす働き**をする。

血と**津液**を合わせて**陰液**と呼ぶ。気は陽の性質を持ち、**陽気**と呼ばれる。

証《しょう》とは……

心身のバランスが崩れた状態を類型化して分類したもの。大きく分けて、**実証・中間証・虚証**があり、さらに、**気虚、陽虚、血虚、陰虚、気滞、血瘀《けつお》、痰濁《たんだく》（水毒）**の7つの代表的な証がある。

実証

心身に余分なものがあるタイプ。便秘、肥満、むくみなどが起こりやすい。

中間証

心身に必要なものが過不足なく、バランスがとれた状態。

虚証

心身に必要なものが足りていないタイプ。疲れ、食欲不振、冷えなどが起こりやすい。

気虚

気（エネルギー）が足りていないタイプ。体力がなく、慢性的に疲れている。胃腸の消化吸収機能が低く、かぜをひきやすいのが特徴。

陽虚

温める力が足りないタイプ。気虚が悪化した場合と加齢による場合とがあり、排尿障害や生理不順など、とくに下半身の冷えの症状が強く出る。

血虚

血（滋養）が足りていないタイプ。華奢《きゃしゃ》で顔色が悪く、髪や肌にうるおいがないのが特徴。立ちくらみ、不眠なども多く心のバランスを崩しがち。

陰虚

陰液（滋養、うるおい）が足りていないタイプ。血虚が悪化して津液も不足した状態で、便秘や冷えのぼせしやすい傾向にある。

気滞

気（エネルギー）が滞っているタイプ。気がめぐらずに溜まったところが熱を持ち、胃が炎症を起こしたり、イライラしてカーッとなったりしやすい。

血瘀《けつお》

古い血（瘀血《おけつ》）が流れずに溜まっているタイプ。新陳代謝が衰えて、肌がくすみ、しみやそばかすなどが消えづらい。冷えると状態が悪化し、女性に多い。

痰濁《たんだく》（水毒）

体に余分な水分が溜まっているタイプ。水分代謝が悪く、むくんで水太りしやすい。溜まるのが胃腸なら消化不良、下半身なら足の冷えなどを起こす。

漢方薬の活用

症状別 あなたにピッタリな漢方薬の選び方

おなじみの症状や悩みの改善に、選択肢として加えてみる

❶ かぜに関する症状

かぜとは、発熱、寒気、せき、くしゃみ、鼻水などの各種症状が、単独もしくは複数で現れる**かぜ症候群**※の一般的な呼び名です。漢方ではとくに**病態**と**病期**を重視して薬選びを行います。

病態とは病気の状態のことですが、東洋医学ではかぜの病態を大きく**熱いかぜ**と**寒いかぜ**の2種類に分けています。**熱いかぜ**は「熱が高くのどが痛い」タイプ。逆に、**寒いかぜ**は「ゾクゾク寒気がする」タイ

かぜ症候群【かぜしょうこうぐん】
→P.77参照。

プです。両方の症状がある場合、より熱寒の強い方をメインと考えます。**病期**というのは、ひきはじめ、治りかけ、あるいは、こじれて長引いてしまった、など病気の進行ステージのことです。

病態と病期から選ぶ、かぜ症状に効果的な漢方薬

■寒いかぜ

初期（ひきはじめ～数日）

「ゾクゾクッ」と寒気や悪寒がして発熱もある場合は、**温める漢方薬**を用います。見極めの第一ポイントは**汗をかいているかどうか**です。気

■かぜに効果的な漢方薬の分類

状態	初期（ひきはじめ）		中期（治りかけ）	長期（こじらせ）
寒いかぜ	葛根湯《かっこんとう》（自汗※無）	桂枝湯《けいしとう》（自汗有）	―	柴胡桂枝湯《さいこけいしとう》（微熱と胃腸症状など）
寒いかぜ	小青竜湯《しょうせいりゅうとう》（鼻の症状メイン）			柴胡桂枝湯《さいこけいしとう》（微熱と胃腸症状など）
熱いかぜ	銀翹散《ぎんぎょうさん》（熱、のどの痛みメイン）			柴胡桂枝湯《さいこけいしとう》（微熱と胃腸症状など）
乾燥によるせき・痰	麦門冬湯《ばくもんどうとう》（空せきと粘っこい痰《たん》）			

※自然に汗をかくこと。

が充実している人は、**衛気**※の働きで汗腺が閉じていられるためあまり汗をかきませんが、足りない場合は汗腺が閉じられず、自然に発汗するからです。

〈汗をかいていない　～気が充実した体力ありタイプ〉

・肩から上を温めて発汗させ、寒気や痛み、コリに効く
●葛根湯《かっこんとう》

一般的に、「かぜ薬といえば葛根湯《かっこんとう》」のイメージが強いかと思われますが、この薬はあくまでも**肩から上を温める**働きがメイン。それがたまたま、実証タイプの人のひきはじめのかぜにも適しているということです。慢性の肩や首のコリ、頭痛などにも大変有用な薬です。

適するタイプ　**中間証から実証**（普通～比較的体力あり、胃腸は弱い

衛気【えき】
気のエネルギーが体を防御する力。

方ではない）

寒証※、急性の症状、発汗なし

〈汗をかいている　～気が足りない体力弱めタイプ〉

・体をおだやかに温めて発汗させ、寒気・痛みを取り去る

● 桂枝湯《けいしとう》

メイン成分の**桂枝※**が体を温めて、おだやかな発汗をうながします。葛根湯のように麻黄※を含まないため、麻黄で胃腸の調子が悪くなる人にも用いられます。

適するタイプ **虚証とくに気虚**（比較的元気がない・体力が弱い、胃腸が弱い）

寒証、急性の症状、少し温まると自然に発汗

寒証【かんしょう】 体の冷えが強い状態を表す。また、冷えが強い状態で起こりやすい症状などを指す場合も。

桂枝【けいし】 クスノキ科カシア（肉桂）の樹皮を乾燥させたもの。

麻黄【まおう】 マオウ科の常緑小低木の茎を乾燥させたもの。

〈寒いかぜ　おもな症状がくしゃみ、サラサラの鼻水が垂れるなど〉

・冷えが原因で肺に溜まった水分を除去

● 小青竜湯《しょうせいりゅうとう》

水溜まりは、暖かければ蒸発しますが、寒いと乾きにくいですよね。まさにそんな状態を温めて治すのが**小青竜湯**《しょうせいりゅうとう》というわけです。葛根湯などと同じく寒気や悪寒、発熱などがありながら、メイン症状がくしゃみや鼻水で、鼻水が「ツーッ」と垂れるようなサラサラしている場合に用います。

一般に鼻炎症状で使われる漢方薬で、基本的にはそれで問題ないといえますが、水溶性の鼻汁、うすい水っぽい痰という**寒証であるかどうか**が選択ポイントとなります。

適するタイプ **おもに中間証**（体力的には普通）
寒証、急性の症状

■熱いかぜ　初期（ひきはじめ〜数日）

・のどの痛みや熱っぽさなど熱症状※を冷やして改善
●銀翹散《ぎんぎょうさん》

ひきはじめの熱いかぜの代表的な漢方薬といえば、中国をはじめアジアでもっとも有名なのは、断然この**銀翹散**《ぎんぎょうさん》。即効性も高く、のどからくるかぜにはピッタリの処方です。

適するタイプ **とくに証を問わず幅広く適用**
熱証※☆、急性の症状

熱症状【ねつしょうじょう】↓P.265参照。

熱証【ねつしょう】体のほてりなど熱感が強い状態。イライラ、焦燥感などメンタル面にも影響をおよぼす。
【☆】銀翹散は、熱感、のどの痛みに効果的。

■長期におよぶ、こじらせてしまったかぜ

・かぜをこじらせて腹痛や下痢《げり》など胃腸の症状が出ている時に

●柴胡桂枝湯《さいこけいしとう》

桂枝湯（279ページ参照）に、**小柴胡湯《しょうさいことう》**という漢方薬を合わせた処方です。かぜの症状に加え、長引いて生じた腹痛、胃炎、吐き気など**胃腸障害**の改善にも働きます。

適するタイプ

中間証からやや虚証気味（体力的には普通から下）、**寒気があったり熱っぽかったりと定まらない**

自汗※あり

自汗【じかん】
自然に汗をかくこと。

■乾燥によるせきや痰など

・乾燥したのどをうるおしてせきを鎮め、痰を排除する

● 麦門冬湯《ばくもんどうとう》

メインの**麦門冬**※をはじめ、**粳米**※など体をうるおす生薬中心の薬です。とくに病期を問わず、のどが乾燥して**空せき**などが出る場合におすすめの処方となります。また、高齢者などによく見られる、「ケンケン」「コンコン」といった乾燥したせきの症状にも効果を発揮します。

適するタイプ
中間証からやや虚証気味
津液が不足している、のどが乾燥してイガイガ感がある、痰が切れにくい、空せきが出る

麦門冬【ばくもんどう】
ユリ科の多年草・ジャノヒゲまたはヤブランの根や茎を乾燥させたもの。

粳米【こうべい】
うるち米の玄米のこと。

② 鼻炎・花粉症に関する症状

鼻水・鼻づまり・くしゃみ・涙目などの鼻炎症状ですが、漢方では、**鼻水の状態と急性か慢性か**、さらに体質的な冷えの有無（**寒証※か熱証※か**）が大きな判断ポイントとなります。

鼻水の状態などから選ぶ、鼻炎の症状に効果的な漢方薬

■急性の症状で、サラサラした水溶性の鼻水、涙目の場合

■鼻炎・花粉症に効果的な漢方薬の分類

状態	処方	おもな適応
おもに鼻水	小青竜湯《しょうせいりゅうとう》	冷えがあり水分代謝が悪いタイプ
おもに鼻づまり	葛根湯《かっこんとう》加《か》川芎《せんきゅう》辛夷《しんい》	冷えがあるタイプ

寒証【かんしょう】 体の冷えが強い状態を表す。また、冷えが強い状態で起こりやすい症状などを指す場合も。

熱証【ねつしょう】 体のほてりなど熱感が強い状態。イライラ、焦燥感などメンタル面にも影響をおよぼす。

・冷えが原因で肺に溜まった水分を除去
●小青竜湯《しょうせいりゅうとう》

アレルギー性から花粉症まで広く鼻炎症状に用いられる漢方薬です。鼻炎の場合は、よほど虚弱な体質でない限り、あまり証にこだわらずに使えます。水溶性の鼻汁、うすい水っぽい痰が出るという**寒証**で水分代謝不良の状態に有効という点がポイントです。

適するタイプ　**おもに中間証**（体力的には普通）
寒証、急性の症状

■おもな症状が鼻づまりの場合

見極めポイントは**寒証**か**熱証**かという点になります。**熱証**の場合は基本的に**慢性**のケースが多くなります。

〈寒いタイプの鼻づまり〉

・温める葛根湯に、鼻の通りをよくする川芎※・辛夷※を配合

●葛根湯加川芎辛夷《かっこんとうかせんきゅうしんい》

鼻炎のほか、かぜが治りかけて鼻づまりが残った時や、比較的初期で軽症な蓄膿症《ちくのうしょう》・慢性鼻炎などに使います。ポイントは**寒証**であることに尽きます。

適するタイプ **おもに中間証**（体力的には普通）

寒証、急性・慢性を問わず

❸ 胃腸に関する症状

川芎【せんきゅう】 セリ科の多年草・センキュウ。漢方や生薬としては根茎を用い、この部位を指す。

辛夷【しんい】 モクレン科の落葉高木・コブシまたはタムシバ。漢方や生薬では、つぼみを乾燥させたものを指す。

・「胃の機能」と「脾《ひ》の機能」

東洋医学では、胃は大きく2つの機能を持つと考えます。ひとつは、胃酸を出したり、胃を動かしたりといった物理的な運動で、**胃の機能**と呼ばれます。そしてもうひとつが飲食物から**気**のエネルギーを生み出す働きで、「胃の消化吸収に関する働き」というところでしょうか。これが**脾《ひ》の機能**とか、単に**脾**と呼ばれています。

人間は**気**が充足しているから元気・強気になり、足りないと弱気になって、気が減入ったりします。つまり、もともと胃腸が弱い人や、食べすぎ・飲みすぎ・ストレスなどで胃腸が弱った人は、元気の源を生み

■脾胃に関する症状に効果的な漢方薬の分類

証	処方	おもな適応
虚証（胃腸虚弱）	六君子湯《りっくんしとう》	水分代謝が悪いタイプ
中間証〜虚証 ※急性の場合は特に証を問わず	五苓散《ごれいさん》	水分代謝が悪いタイプ
	半夏瀉心湯《はんげしゃしんとう》	みぞおちのつかえ感があり、げっぷがよく出るタイプ

出す脾の機能が低下するため、疲れやすい、やる気が出ないなどメンタルな部分にまで影響がおよんでしまいます。

胃腸の状態と症状に応じた適切な漢方薬

■普段から胃腸が弱い「脾気虚」の人の体質改善など

胃の消化吸収機能が低下した、つまり、**脾**における気のエネルギーが足りない状態を**脾気虚**といいますが、この場合、おもな症状によって次のような漢方薬がよく用いられます。

・**気を補って脾の機能を高めつつ、余分な水分を除去**

● 六君子湯《りっくんしとう》

足りない気を補う生薬、**補気剤**の代名詞ともいえる**ニンジン**[※]と、水

ニンジン【にんじん】 薬用の人参。別名オタネニンジン、チョウセンニンジン。

分代謝に働く**朮**※、**茯苓**※などを配合。脾気虚の中でも、とくに余分な水分の多い**湿《しつ》の症状**が強い場合に用いられます。

漢方薬選びのポイントのひとつともいえますが、脾気虚の人は食後に眠くなることが多く見られます。普通の状態でも、消化のための胃の運動は、私たちが思う以上に、体にとっては重労働。非常に多くのエネルギーを必要とします。そこに、脾の消化吸収機能が落ちていれば、通常以上にエネルギーが費やされ、食後は元気もやる気もない無気力状態、というわけです。

適するタイプ　**虚証**（胃腸が弱く元気がない、食後に眠くなる）
寒証※、**湿証**※☆

・湿の症状が進むことで生じた余分な水分を出す
● 五苓散《ごれいさん》

朮【じゅつ】キク科の多年草・オケラの根茎を乾燥させたもの。

茯苓【ぶくりょう】おもにマツ類の根につくきのこの菌核。

寒証【かんしょう】体の冷えが強い状態を表す。また、冷えが強い状態で起こりやすい症状などを指す場合も。

湿証【しつしょう】余分な水分が体内に溜まっていて、水分代謝が悪い状態。
【☆】六君子湯は、胃の中に水が溜まっている時などにとくに有効。

体の水分代謝が悪い**湿**の状態が進むと、体内に余分な水分である**痰**《たん》**飲**《いん》**（水毒）**が溜まります。これを取り除くための処方が**五苓散**《ごれいさん》です。とくに飲みすぎた翌日のむくみなどに効果的で、こうした急性の場合、基本的な症状・状態が合っていれば、虚実についてはとくにこだわらなくてもいいでしょう。

選択ポイントは、**のどが渇く**、**水をガブガブ飲む**、**飲んでも尿の量が少ない**、**嘔吐**《おうと》、**下痢**《げり》、**むくみ**、**頭痛**、**発熱**のいずれかもしくは複数の症状がある、**胃部の振水音**※などです。

・胃腸の弱い人の急性の胃腸の熱※症状を改善

● 半夏瀉心湯《はんげしゃしんとう》

これまで紹介してきた漢方薬は、基本的に**寒**か**熱**か、など心身の調子がいずれかに偏った状態での処方がほとんどでした。ですが、そん

振水音【しんすいおん】 胃に水分が溜まっていて、揺れるとチャプチャプと音がする状態。

熱症状【ねつしょうじょう】 ↓P.265参照。

なにハッキリと分かれることばかりではありません。そうした、**虚実・寒熱**などが混在する状態に用いる処方のひとつが、この**半夏瀉心湯**《はんげしゃしんとう》です。この処方は、おもに胃腸の水分代謝が悪く、「口の中が苦い」「口内炎」「口臭がある」など**熱**の症状もある**湿熱**の状態と、消化吸収機能の低下や下痢、腹痛など**脾気虚**による**寒**の症状が同時に現れる場合に用いられます。ここで「同じ体内だから寒と熱で打ち消しあうんじゃ？」と思われた方、そんなことはありません。たとえば、右手にヤケドをしている時、左手を氷で冷やしても、意味がないですよね？虚実や寒熱は、全身的なものだけでなく、体の部分ごとに偏在するケースもあるというわけです。

また、基本的な適応以外に、とくにこの処方を選ぶ際のポイントとなるのが、**みぞおちのつかえ感がある、よくげっぷが出る、下痢しやすい、おなかがゴロゴロ鳴る**といった点です。

適するタイプ **湿熱**☆（水分代謝が悪く、熱症状もある）、**気逆**※、**みぞおちのつかえ感、腹痛、下痢**

【☆】半夏瀉心湯はげっぷや吐き気、嘔吐、胸焼けなどに有効。

気逆【きぎゃく】本来の流れとは逆に気が流れること。
↓P.272参照。

❹ 疲れ・だるさに関する症状

疲れやだるさは、気虚※の状態が大前提となります。そのうえで、どの部分の気が足りていないのかを見極めることが処方選びのポイントです。

・「脾《ひ》」「肺」「腎」が元気のカギを握る

体のさまざまな臓器や器官はすべて、気のエネルギーによって機能しています。この**気**を生み出すのは胃腸の消化吸収機能である**脾《ひ》**の働きによるものですが、それを全身に届けているのが**肺**になります。また、活力・若々しさの根源ともいえる**腎精**を蓄えている**腎**も、機能が衰

■疲れ・だるさに関する症状に効果的な漢方薬の分類

虚証のタイプ	処方	おもな適応
脾《ひ》気虚・肺気虚	補中益気湯《ほちゅうえっきとう》	胃腸の機能が衰えているタイプ
腎虚	八味地黄丸《はちみじおうがん》	活力を生み出す腎の機能が低下しているタイプ

気虚【ききょ】気のエネルギーが不足している状態。基本的に元気がなく、胃腸が弱っているケースが多い。↓P.268参照。

えると疲れやすくなります。

つまり、どの臓器の不調によって、疲れ、だるさが起きているのかをつきとめることが、漢方薬選びでは大変重要です。

気虚の状態に応じた「疲れ・だるさ」改善のためのおもな漢方薬

■脾、肺の機能が低下している状態（脾気虚、肺気虚）

・脾気虚を改善し、気力・体力を充実

● 補中益気湯《ほちゅうえっきとう》

補中益気湯《ほちゅうえっきとう》は、気のエネルギーを生み出す機能が低下した状態である**脾気虚**を受けて、体中の臓器・器官に気を送り出す肺の機能も低下した状態となった**肺気虚**を、根本的に改善します。

気はエネルギーなので、他のエネルギーと呼ばれるものと同じく温性で、上に昇っていく性質があります。そうした気の性質から、本来、重力で下に落ちるはずのものが、気のエネルギーによって持ち上げられているのです。たとえば、胃腸虚弱の人に多い**胃下垂**も、気が充実していれば改善されます。また、頭の方まで**血**《けつ》や**津液**《しんえき》を上昇させるのも気の働きのため、気が不足すると、**血**による栄養分や**津液**のうるおす働きが届かなくなり、めまいや頭痛、口の渇きなどの症状が起こりやすくなります。

また、補中益気湯は胃腸症状のみならず、夏やせ、病後の体力増強、消耗性慢性疾患《しっかん》の際のサポートなど体力低下を補うさまざまなシーンで活用されます。

適するタイプ **虚証**（胃腸が弱く元気がない、食欲がない、食後に眠くなる、疲れやすい、温かい飲食物を好む、寝汗をかきやすい、口の中に唾液《だ》が溜まりやすい、胃下垂）

※このように、とくに脾気虚の状態・症状がある人。

■腎の機能が低下している状態（腎虚）

・腎の機能を高めて衰えた下半身の症状・状態を改善
●八味地黄丸《はちみじおうがん》

成長、発育、生殖など私たちの生命活動と密接に関係している**腎**※。高齢になるにつれ、白髪が増え、精力が減退し、活力も低くなっていく人が多いのは、加齢による腎の機能低下が進むから。そこで、高齢の方はもちろん、不摂生な生活や過度なストレスなどで年齢不相応に老け込んでいる人も少なくない現代では、腎の機能を高める漢方薬は、「年齢相応に、若々しく歳を重ねていける人」を増やすのに一役買うように思います。

そんなストレスフルな現代人にぜひおすすめしたいのが、**補腎剤**の

腎【じん】
東洋医学では、腎臓という臓器だけでなく、その機能についても「腎」と表現する。また、腎の機能が衰えている状態を「腎虚」という。P.325も参照。

代表・**地黄**※を主薬に、滋養強壮作用を持つ**山茱萸**※、**山薬**※などを配合した、この**八味地黄丸**《はちみじおうがん》！　下半身がだるく疲れやすい**腎虚タイプ**の人にピッタリです。下半身の冷え・痛みや精力減退、腰痛、尿のトラブルなどの症状に有効に働きます。

また、通常、漢方薬は食間や食前など空腹時に飲む方が効果的ですが、八味地黄丸は、地黄で胃腸障害※が出る人がいるため、胃に負担がかかる場合は食後に飲むようにします。

適するタイプ　**中間証から虚証**（体力的には普通から下の人）

腎虚（下半身のだるさ・疲れ・痛み、精力・活力減退）、

陽虚※

❺関節・筋肉の痛みに関する症状

体に生じるさまざまな痛みの中で、ここではおもに筋肉痛や関節痛、神経痛といったものを取り上げます。

地黄【じおう】
ゴマノハグサ科の多年草・ジオウの地下茎。

山茱萸【さんしゅゆ】
ミズキ科の落葉小高木の実を乾燥させたもの。

山薬【さんやく】
ヤマノイモの根茎の皮を除いて、乾燥させたもの。

胃腸障害【いちょうしょうがい】
胃に痛みが出たり、むかつきが生じたりすること。

陽虚【ようきょ】
体を温める働き（陽）が足りていない状態。冷えの症状が強い。
↓P.269参照。

体の痛みを改善するおもな漢方薬

■水分代謝が悪く、むくみやすい人向け

・弱った脾《ひ》の水分代謝機能を高め、余分な水分を排出
● 防已黄耆湯《ぼういおうぎとう》

中年以降の女性で運動不足気味の人には水太りの傾向がありますが、そうした方にぜひ試していただきたいのが**防已黄耆湯《ぼういおうぎとう》**です。**脾《ひ》**の機能を高め、水分代謝を促進することで、肥満とそれにともなう関節の腫《は》れや痛み（関

■関節・筋肉の痛みに関する症状に効果的な漢方薬の分類

証	処方	おもな適応
虚証	防已黄耆湯《ぼういおうぎとう》	水分代謝が悪くむくみやすいタイプ
	八味地黄丸《はちみじおうがん》	おもに下半身が痛むタイプ
証を問わず	芍薬甘草湯《しゃくやくかんぞうとう》	急性の疼痛《とうつう》※全般に

※ズキズキする痛みのこと。

節痛・関節炎)、むくみ、多汗症などに効果的に作用します。適応見極めのポイントは、色白ぽっちゃりの**「やわらかい肥満」**であること、汗をかきやすい、むくみやすい、などです。**防風通聖散《ぼうふうつうしょうさん》**(313ページ参照)」などが合う、見ためから体格のいい「硬い肥満」には適しません。

適するタイプ

虚証(元気がなく、疲れやすい、体質は虚弱傾向)

湿証※(水分代謝が悪いため、色白で水太り、体が重く、下半身がむくみやすい)、**汗をかきやすい**、**筋肉がやわらかい肥満**

■腎虚の人向け

・**腎の機能を高めて衰えた下半身の症状・状態を改善**

●八味地黄丸《はちみじおうがん》

湿証【しっしょう】余分な水分が体内に溜まっていて、水分代謝が悪い状態。

腎虚から生じる足腰の痛みに効果的です（295ページ参照）。

また、だるさ、疲れよりも、痛み、排尿困難、冷えといった症状が強い場合には、八味地黄丸に**牛膝**※、**車前子**※という生薬を加え、鎮痛効果や水分代謝をより強化した**牛車腎気丸**《ごしゃじんきがん》という処方も有効です。

■急激に起こる痛み全般に対して

・漢方の鎮痛・鎮痙※薬

● 芍薬甘草湯《しゃくやくかんぞうとう》

急激に起こる筋肉のけいれんをともなった強い痛み全般をはじめ、腰痛やぎっくり腰、さらには胃けいれんや、疝痛※にも用いられます。さまざまな痛みに効果的ですが、とくに夜間に起こることの多いこむらがえりには非常によく効きます。

牛膝【ごしつ】ヒユ科の多年草・イノコズチの根を乾燥させたもの。

車前子【しゃぜんし】オオバコの種子。

鎮痙【ちんけい】けいれんを鎮めること。

疝痛【せんつう】キリキリと差し込むような強い痛みの腹痛のこと。

適するタイプ　とくに証にはこだわらず、急性の痛みであれば広く用いることができる

⑥女性に多い症状

ここでは冷え、貧血、のぼせ、生理痛・生理不順、更年期の不調など、女性に多く見られる症状全般に効果を発揮する漢方薬をご紹介します。

・「異病同治」という考え方

いろいろな症状の根本的な原因を追究していくと、実は同じものであることも少なくありません。たとえば、関節の痛みも胃の不調も、体に溜まった過剰な水分である**湿**※が原因であれば、水分代謝をよくすることで両方の症状が解消します。この場合、ひとつの漢方薬で2つの症状が解決しますが、こうした状況を**異病同治**といいます。

湿【しつ】
↓P.289参照。

女性に多い各症状は、まず**血**《けつ》の問題によるものがほとんどです。そこで漢方薬を選ぶ際は、血が足りないのか（**血虚**）、血自体はあるが滞っているのか（**血瘀**《けつお》）、あるいは血を押し流す気のエネルギーが足りない（**気虚**）、もしくは滞っている（**気滞**）のか、という血がめぐっていない原因を判断することが重要になります。

また、血の問題以外に、ホルモンバランスの乱れから生じる症状もあります。とくに更年期によく見られる症状などは、女性ホルモンの減少から生じるものが多くあります。

■女性に多い症状に関する効果的な漢方薬の分類

証	処方	おもな適応
虚証	当帰芍薬散《とうきしゃくやくさん》	血虚および冷えがあり色白で湿証※タイプ
実証	桂枝茯苓丸《けいしぶくりょうがん》	血瘀《けつお》タイプ
中間証～虚証	加味逍遙散《かみしょうようさん》	おもに気滞から生じるタイプ

※水分代謝が悪い状態のこと。

女性に多い症状を改善するおもな漢方薬

■おもに血虚が原因となる場合

・女性向けの「冷え」に対する第一選択薬

●当帰《とうき》芍薬《しゃくやく》散《さん》

補血作用のある生薬の**当帰**※、**芍薬**※をメインとし、おもに足りない**血**を補い、めぐらすことで、冷え、貧血、生理痛・生理不順、更年期の各症状などを改善します。

実証タイプで冷えのぼせ※の傾向が強く、便秘がちな人には**桂枝茯苓丸**（303ページ参照）、**桃核承気湯**（315ページ参照）を用います。

適するタイプ **虚証**（胃腸が弱く、食後の倦怠感※・もたれ、下痢など

当帰【とうき】セリ科の多年草・トウキの根を乾燥させたもの。

芍薬【しゃくやく】ボタン科の多年草・シャクヤクの根を乾燥させたもの。

冷えのぼせ【ひえのぼせ】→P.271参照。

倦怠感【けんたいかん】体がだるく感じられること。

の傾向、やせ型で色白、声に力がない）

寒証※☆**、湿証**※（水分代謝が悪く消化吸収機能が低い、排尿障害がある、湿気が多いと体調が不良、下半身のむくみ・重だるさ）

めまい、月経不順、経血は量が少なめでサラサラした状態（※いずれも血虚による滋養不足から）

■おもに血瘀《けつお》が原因となる場合

・体の余分な古い血を取り去って症状を改善

● 桂枝茯苓丸《けいしぶくりょうがん》

漢方では、体内に余分にある**古くなった血液**を、**瘀血《おけつ》**と呼んでいます。実証タイプの女性に多い各種症状のほとんどは、この瘀血が原因

寒証【かんしょう】
体の冷えが強い状態を表す。また、冷えが強い状態で起こりやすい症状などを指す場合も。

【☆】当帰芍薬散は、水中にいるような冷感、寒さによる下腹部痛などがある場合に有効。

湿証【しつしょう】
余分な水分が体内に溜まっていて、水分代謝が悪い状態。

といって過言ではありません。
この処方は**血瘀※タイプ**の体質改善におけるファーストチョイスで、生理不順・月経異常・生理痛、更年期における不快症状、血《ち》の道《みち》症※、肩こり・めまい・頭重、しみ、打ち身などのあざ、にきび、便秘などに効果を発揮します。

適するタイプ
実証（比較的元気で胃腸の調子も悪くない）
血瘀☆、月経不順・月経痛・経血は暗い紫色系のドロドロ気味で血塊が混じることも

■おもに気滞が原因となる場合

・胃弱なうえ、ストレスなどで気のめぐりがさらに悪化した時に
● 加味逍遙散《かみしょうようさん》

血瘀【けつお】 体に不要な古い血《けつ》が溜まり、血流が滞っている状態。↓P.272参照。

血の道症【ちのみちしょう】 月経、妊娠、出産、産後、更年期障害などにともなう女性ホルモンのバランスの変動によって現れる、心や体のさまざまな症状の総称。

【☆】 桂枝茯苓丸は、冷え性だが上半身はのぼせる、便秘しがち、赤ら顔、舌・唇は暗い紫色っぽい、めまい・肩こり・頭痛の傾向あり、おなかを押すと痛む場合に有効。

血のめぐりの悪さが要因ではあるものの、その根本的な原因が**気滞**※による場合に効果のある処方です。女性の自律神経※の失調にともなう精神・肉体面の諸症状に有効。基本的には**当帰芍薬散**と同系統の薬であり、判別のポイントとしては、**冷えとほてりが交互に起こる、イライラしやすく怒りっぽい**などの症状が強いかどうか。また、当帰芍薬散を服用して、症状は改善しても胃腸障害※を起こす人にも用いられます。

適するタイプ

中間証から虚証（胃腸は虚弱で食欲不振傾向、疲れやすい、やせ型もしくは肥満傾向でも筋肉質ではなく水太り的な状態）

気滞と**血虚**※（基本的に冷え性だが、不定期に全身もしくは上半身がカーッと熱くなる）、**精神的に不安定になりやすい、めまい・頭痛・肩こり、生理不順・月経困難**

気滞【きたい】本来、全身をめぐっている気が、正しく流れめぐっていない状態。↓P.271参照。

自律神経【じりつしんけい】↓P.261参照。

胃腸障害【いちょうしょうがい】胃に痛みが出たり、むかつきが生じたりすること。

血虚【けっきょ】体を滋養する血《けつ》が足りていない状態。↓P.269参照。

7 皮ふに関する症状

皮ふの病気に対する漢方薬の選び方は、西洋薬と同じく、湿疹《しっしん》、**皮ふ炎**や、**乾燥肌**のように症状や皮ふの状態から判断するとともに、当人の証から原因を推測することも欠かせません。加えて急性、慢性などの状況も重要な判断ポイントとなります。

皮ふの症状や状態などに応じた適切な漢方薬

■化膿性・急性の皮ふの症状に

その原因がなんであれ、化膿※して

■皮ふに関する症状に効果的な漢方薬の分類

状態	処方	おもな適応
化膿《かのう》※1性·急性の症状	十味敗毒湯《じゅうみはいどくとう》	滲出液《しんしゅつえき》※2の少ないタイプ
	清上防風湯《せいじょうぼうふうとう》	とくに顔や頭など体の上の方の症状に効果的
かゆみが強く、滲出液が多い	消風散《しょうふうさん》	症状が慢性的な場合が多い
乾燥肌のかゆみ	温清飲《うんせいいん》	栄養不足による乾燥肌に有効

※1　傷口などに細菌などが感染して炎症を起こし、腫《は》れや痛みがあり、膿《うみ》が出てくる状態。
※2　炎症を起こした時などに毛細血管から染み出してくる液のこと。

化膿【かのう】
傷口などに細菌などが感染して炎症を起こし、腫《は》れや痛みがあり、膿《うみ》が出てくる状態。

生薬【しょうやく】
植物・動物・鉱物などの天然物を、そのままもしくは性質を変えない程度のかんたんな処理をして、医薬品やその原料にしたもの。

防風【ぼうふう】
セリ科の多年草・ボウフウの根を乾燥させたもの。

荊芥【けいがい】
シソ科の一年草。開花時の全草を乾燥させて使う。

いたり、急性で症状の進行が速い患部は**炎症を起こしている傾向が強い**ことから、処方には熱を冷まし（清熱）、化膿を抑える（排膿）生※薬を使ったものを選びます。

・乾燥して化膿した皮ふ症状の比較的初期に

● 十《じゅう》味《み》敗《はい》毒《どく》湯《とう》

全部で10種類の生薬からなる漢方薬です。汗を出させることなどで炎症やかゆみを抑える**防風**※、**荊芥**※、**独活**※、**川芎**※、冷やしたり膿《うみ》の排出を促進することで化膿の改善に働く**柴胡**※、**桜皮**※、**桔梗**※などの生薬が相乗的に働き、化膿をともなう各種皮ふの病気、急性の皮ふ炎やじんましん、湿疹などに有効です。

皮ふの状態としては、赤みがあり、あまり滲出液※が多くない場合に適します。病後などとくに体力が衰えていたり、胃腸機能が弱ってい

独活【どっかつ】 ウコギ科の多年草・ウドの根茎を乾燥したもの。

川芎【せんきゅう】 セリ科の多年草・センキュウ。漢方や生薬としては根茎を用い、この部位を指す。

柴胡【さいこ】 セリ科の多年草・ミシマサイコの根を乾燥させたもの。

桜皮【おうひ】 桜の樹皮の内皮のこと。

桔梗【ききょう】 キキョウ科の多年草・キキョウの根を乾燥させたもの。

滲出液【しんしゅつえき】 炎症を起こした時などに毛細血管から染み出してくる液のこと。

るといった**虚証**の傾向が強い場合は、専門家の指示を仰ぐようにしましょう。

適するタイプ　**熱証**※☆

・頭、顔など首から上の部分の熱を冷まし、炎症を抑える

● 清上防風湯《せいじょうぼうふうとう》

皮ふ症状に効果的な生薬の組み合わせにより、とくに炎症性の赤にきびに威力を発揮します。体力がない**虚証タイプ**や、冷えやすい**寒証タイプ**の方などは服用を避けるのが望ましいでしょう。

適するタイプ　**実証**（体力がある、胃腸が丈夫など）
熱証

熱証【ねつしょう】体のほてりなど熱感が強い状態。イライラ、焦燥感などメンタル面にも影響をおよぼす。

【☆】虚実については基本的にはこだわらず、適応する皮ふの病気、症状に有効。

■かゆみが強い・かくとジュクジュクになる皮ふの症状に

・かゆみが強くかき壊しやすいケースに
●消風散《しょうふうさん》

もとから、あるいは、かゆさで患部をかきむしってきずをつくってしまうことを「かき壊す」といいますが、**消風散《しょうふうさん》**は、滲出液が出て皮ふの状態が「ジュクジュク」になってしまう症状に効果のある、代表的な処方です。生薬としてはかゆみを鎮める**防風**、**荊芥**など、炎症を抑える**石膏**※、**知母**※などのほか、体の余分な水分を排出する**蒼朮**※、**木通**※などが配合されています。

水虫やあせもほか夏場に悪化しやすい症状にも効果が高いとされています。病後などとくに体力が衰えていたり、胃腸機能が弱っていい

石膏【せっこう】
結晶となっている天然の含水硫酸カルシウム。硫酸塩鉱物のひとつ。

知母【ちも】
ユリ科ハナスゲの根茎を乾燥させたもの。

蒼朮【そうじゅつ】
キク科ホソバオケラやシナオケラの根茎を乾燥させたもの。

木通【もくつう】
アケビ科アケビなどの茎を輪切りにして乾燥させたもの。

るなど**虚証**の傾向が強い場合は、専門家の指示を仰ぐようにしましょう。

適するタイプ　**中間証から実証**（体力的には普通以上）
熱証、湿証※

■乾燥性の皮ふの症状に

・カサカサ肌を改善してかゆみも抑える

●温清飲《うんせいいん》

血《けつ》や**津液《しんえき》**という心身に滋養やうるおいを与える水分である**陰液**の不足した状態は、肌を乾燥させ、熱を持たせ、かゆみを生じさせます。

そんな時には**四物湯**※と**黄連解毒湯**※という2つの処方が合わさった、「うるおい補給＋冷ます」という働きを持つ**温清飲《うんせいいん》**が効果を発揮。前

湿証【しつしょう】余分な水分が体内に溜まっていて、水分代謝が悪い状態。

四物湯【しもつとう】当帰《とうき》（P.302参照）、芍薬《しゃくやく》（P.302参照）、川芎《せんきゅう》（P.307参照）、地黄《じおう》（P.296参照）を含む漢方薬。

黄連解毒湯【おうれんげどくとう】比較的体力のある人の、のぼせ、イライラなどの症状をともなっている時の、不眠症、胃炎、高血圧、神経症、めまい、動悸《どうき》などにとくに有効な漢方薬。

出の**消風散**とは反対に、冬場に悪化する皮ふ症状に効果が高いとされます。

適するタイプ **中間証からやや虚証**（体力的には普通から少し弱い程度）
熱証（のぼせ、ほてり）、
燥証（皮ふにうるおいがなく、カサつく）

8 便秘・肥満に関する症状

便秘とは大腸の機能がうまく働かず、スムーズな排便ができなくなった状態。

その要因としてもっとも多いのは、**燥熱性**と呼ばれる、胃腸に**熱**がこもって腸内をうるおす働きが低下し、腸内が乾燥して便通が悪くなるケース。これは

■便秘・肥満に関する症状に効果的な漢方薬の分類

証	処方	おもな適応
実証	大柴胡湯《だいさいことう》	胸脇苦満※タイプ
	防風通聖散《ぼうふうつうしょうさん》	水分代謝や便通を改善
	桃核承気湯《とうかくじょうきとう》	瘀血《おけつ》タイプ
虚証	桂枝加芍薬大黄湯《けいしかしゃくやくだいおうとう》	体質虚弱で冷えるタイプ

※みぞおちから肋骨《ろっこつ》の下の辺りが張っている状態のこと。

体の中に余分なもののある**実証タイプ**の人によく見られます。また、**気虚性**といって、もともと体質的に虚弱な**虚証タイプ**の人で、大腸の**気**のエネルギーが弱いために排便する力自体が低下しているケースや、**気滞性**という、排便するための**気**自体はあるものの、それが滞っているケースもあります。

便秘を改善するおもな漢方薬

■熱性の便秘に対して

熱を冷まし、体内の余分なものを排出する処方が適しています。

・ストレスなどで乱れた気の流れを正しつつ冷やして解消

● 大柴胡湯《だいさいことう》

柴胡【さいこ】 セリ科の多年草・ミシマサイコの根を乾燥させたもの。

瀉下【しゃげ】 急激な排便が起こること。

大黄【だいおう】 タデ科の多年草数種の総称。根茎を乾燥させて使う。

乱れた**気**の流れを正す主薬の**柴胡**※に加えて、冷やす生薬により腸内の熱を取り去って便の排泄をスムーズにし、ストレスなどから生じた体内の熱による各症状(胃炎、慢性便秘、高血圧や肥満にともなった肩こり、頭痛、神経症)に効果的に働きます。強い瀉下※作用を有する**大黄**※も配合されています。

あくまでも体力充実の**実証タイプ**向けであり、虚証傾向が強い場合や、胃腸機能が弱っている人は服用を避けるようにします。

適するタイプ　**実証**（体力充実、体格ガッシリで恰幅《かっぷく》がよい）
熱証※☆、**胸脇苦満**※**がある**

・漢方薬の総合デトックス処方

防風通聖散《ぼうふうつうしょうさん》

便秘を改善する**大黄**、**芒硝**※、**甘草**※、さらに余分な水分、熱などを取

熱証【ねつしょう】体のほてりなど熱感が強い状態。イライラ、焦燥感などメンタル面にも影響をおよぼす。

【☆】大柴胡湯は、赤ら顔、ストレスが多くイライラしがちな場合に有効。

胸脇苦満【きょうきょうくまん】みぞおちから肋骨《ろっこつ》の下の辺りが張っている状態のこと。

芒硝【ぼうしょう】天然の含水硫酸ナトリウムの結晶のこと。

甘草【かんぞう】マメ科の多年草・カンゾウの根を乾燥させたもの。

り去る生薬も配合。体に不要なさまざまなものを、バランスよく一括して排出させます。まさに**「漢方デトックス処方」**とでも呼ぶにふさわしい処方なのですが、日本では便秘や肥満の改善など、ほんの一部の効果ばかりが目立ってしまっています。日本以外のアジア諸国では、高血圧や肥満にともなう動悸《どうき》・肩こり・のぼせ・むくみ、蓄膿症《ちくのうしょう》（副《ふく》鼻腔炎《びくうえん》）、湿疹《しっしん》・皮ふ炎、にきび、肥満など多様な症状に用いられています。

また、この漢方薬はあくまでも**実証**で**熱証**の方向けの、**体内のあらゆる余分なものを排出する処方**のため、虚証の人が使うと腹痛や下痢《げり》などの症状が出やすいので避けるのが無難です。さらに、**防已黄耆湯**《ぼういおうぎとう》（297ページ参照）との区別についてかんたんなポイントは、比較的元気で声が大きい、胃腸は丈夫、がっしり体型なら**防風通聖散**、一方、ぽっちゃり型、胃腸は弱い方、比較的おとなしい性格なら**防已黄耆湯**といったところになります。

適するタイプ **実証**（体力がある、胃腸が丈夫など）

熱証☆、脂肪太りタイプ（皮下脂肪が多い）

・血瘀《けつお》タイプの便秘症状に

● 桃核承気湯《とうかくじょうきとう》

体の中の古い血液・瘀血《おけつ》がある人の便秘に効果を発揮します。選択のポイントはとにかく**血瘀タイプ**※であること。そこで、顔色が明るくない、冷え※のぼせ、めまい、頭痛、生理不順・月経困難などがあるといった血瘀タイプに特有の症状をともなっているか、から判断しましょう。また、血瘀タイプで便秘がある場合でも、全体として症状が軽い、もしくは便秘より他の症状がメインのケースでは、**桂枝茯苓丸《けいしぶくりょうがん》**（303ページ参照）を用いる方がよいでしょう。

適するタイプ **証を問わず、血瘀タイプ**

【☆】防風通聖散は、体内に炎症がある、暑がりで寒冷な飲み物を好む、のどが渇きやすい、イライラしやすい場合に有効。

血瘀【けつお】体に不要な古い血《けつ》が溜まり、血流が滞っている状態。↓P.272参照。

冷えのぼせ【ひえのぼせ】↓P.271参照。

■虚証の便秘に対して

・体が弱くて冷える人に合う漢方の緩下剤《かんげざい》

● 桂枝加芍薬大黄湯《けいしかしゃくやくだいおうとう》

虚弱な人向けの緩下剤※で、作用は大変マイルド。他の便秘薬でおなかが痛くなる人にはおすすめの処方です。これで改善が見られない場合は、中間証に用いられる**大黄甘草湯《だいおうかんぞうとう》**に切り替えてもいいでしょう。

適するタイプ **虚証**（胃腸が弱く元気がない、おなかが張る）
寒証※☆、しぶり腹※で便秘しやすい

緩下剤【かんげざい】作用がおだやかな下剤。

寒証【かんしょう】体の冷えが強い状態を表す。また、冷えが強い状態で起こりやすい症状などを指す場合も。

【☆】桂枝加芍薬大黄湯では、冷えていて、温めると軽快する腹痛がある場合に有効。

しぶり腹【しぶりばら】便意をもよおすにもかかわらず、排便がないこと。

⑨泌尿器系に関する症状

ここで取り上げるのは、頻尿、排尿困難といった排尿障害や、排尿時の痛みなど泌尿器系のトラブルに有効な処方です。

「急性で熱症状」と「慢性で冷えの症状」の2つに大別

泌尿器系のトラブルは大きく2つのパターンに分けられます。

■泌尿器系に関する症状に効果的な漢方薬の分類

証	処方	おもな適応
実証〜中間証	猪苓湯《ちょれいとう》	口の渇きなど熱症状のある泌尿器系の症状全般に用いられる
	（五淋散《ごりんさん》）	基本的に、炎症が泌尿器系のみの場合に
実証	竜胆瀉肝湯《りゅうたんしゃかんとう》	泌尿器系の症状+ストレスなどによる全身的な熱症状が強い場合に
中間証〜虚証	八味地黄丸《はちみじおうがん》	腎虚タイプにおすすめ
	牛車腎気丸《ごしゃじんきがん》	八味地黄丸に、冷え、水分代謝、痛みに関する効果を強化した処方
虚証	（清心蓮子飲《せいしんれんしいん》）	精神症状をともなうケースなどに用いられる

ひとつは、尿道炎や膀胱炎《ぼうこうえん》など熱症状をともなって炎症を起こしている状態。もうひとつは、年齢とともに進む腎機能の衰えや、そもそも根本的に体の虚弱なタイプ（**虚証**）の冷えが原因となっているものです。

こうした状態を把握することでおのずと処方が定まっていきます。

泌尿器系改善のためのおもな漢方薬

■熱症状をともなう場合

多くは急性の症状となりますが、基本的に、急性・慢性を問わず、炎症を起こしている、つまり**熱症状**※のある場合は、次に述べるいずれかの処方を、状況に応じて選びましょう。

また、急性で炎症の状態が強い場合は痛みも強いケースが多く、そうした場合には、比較的、即効性の高い抗菌薬や消炎鎮痛薬などを併用するのが望ましいといえます。

熱症状【ねつしょうじょう】
↓P.265参照。

・急性の尿道炎・膀胱炎にはまずこの処方から！

● 猪苓湯《ちょれいとう》

配合生薬全5種のうちの4つが水分代謝を促進する利水作用という働きをもち、さらに**沢瀉**※、**滑石**※は炎症を抑える**清熱作用**があります。

こうした生薬の働きが融合した本処方は、口の喝き、尿量の減少といった**熱症状**をともなう急性の膀胱炎、尿道炎のファーストチョイスとして最適でしょう。

基本的に痛みの強い急性の初期には、抗菌薬や強めの消炎鎮痛薬と併用し、適切なペインコントロールを行いましょう。加えて、この調剤による利水作用で排尿をうながして、感染した雑菌を洗い流す治療法が有効なケースが多いとされます。

適するタイプ **湿熱**（水分代謝の異常、水分の偏在、尿道・膀胱炎な

沢瀉【たくしゃ】オモダカ科の多年草・サジオモダカの塊茎を乾燥させたもの。

滑石【かっせき】マグネシウムのケイ酸塩を主成分とした、もっともやわらかい鉱物のひとつ。

どの熱症状、口喝、尿量減少、残尿感など）

※生薬としては冷やすものがメインの配合で、その点では比較的、**実証**向けの処方となります。ですが、虚弱さや冷えの強さがよほど強い場合を除けば、虚実の体力面はとくに意識せず、症状・状態が当てはまる場合に服用します。

炎症、痛みなどの熱症状が強く、**猪苓湯**《ちょれいとう》の効果が出づらい場合で、症状が泌尿器まわりに限られているときは、**五淋散**《ごりんさん》を用いることがあります。

・ストレス過多で、とくに熱症状が強いとき！

●竜胆瀉肝湯《りゅうたんしゃかんとう》

主薬の**竜胆**※以下、配合9種中7種が冷やす働きを持つ生薬で構成され、泌尿器系の熱・痛みが強く、さらにストレス性の熱が上昇して起こる、首から上の熱症状が現れているケースなどに効果を発揮します。

竜胆【りゅうたん】リンドウ科の多年草・トウリンドウなどの根茎および根を乾燥させたもの。

適するタイプ

実証（体力充実、胃腸は丈夫）

熱証（尿道・膀胱の炎症、イライラ、目の充血、激しい頭痛、口が苦い、など）

■ **冷えをともなう場合**

おもな原因は泌尿器系にかかわる腎の機能低下である**腎虚**で、多くは加齢にともない中高年から症状が現れ、基本的に慢性的で、長期にわたります。

・弱った腎を補い、下半身の症状・状態を改善

● **八味地黄丸《はちみじおうがん》**

腰から下の悩み・不調について総合的に効力を持つ処方です（八味地黄丸の処方については、292〜296ページ参照）。おもに慢性症状に用いられますが、急性の炎症がおさまったものの、再発してくせになっている状態にも有効とされています。

適するタイプ　**中間証から虚証**（体力的には普通から下の人）
腎虚（下半身のだるさ、疲れ、痛み、冷え、精力・活力減退）
陽虚※

・痛み改善をより強化した処方
●牛車腎気丸《ごしゃじんきがん》

腎虚のファーストチョイス漢方である**八味地黄丸**に、いずれも水分代謝の促進に効果的に働く**牛膝**※と**車前子**※を加え、余分な水分が偏って存在する冷えや痛みの改善に、より効果的な処方です。

適するタイプ　**中間証から虚証**（体力的には普通から下の人）
腎虚（下半身のだるさ、疲れ、痛み、冷え、精力・活力

陽虚【ようきょ】
体を温める働き（陽）が足りていない状態。冷えの症状が強い。
↓P.269参照。

牛膝【ごしつ】
ヒユ科の多年草・イノコズチとその近縁種ヒナタイノコズチの根を乾燥させたもの。

車前子【しゃぜんし】
オオバコ科の多年草・オオバコの種子を乾燥させたもの。

減退、腎虚の水分代謝の悪化による尿量減少・口の渇き）

陽虚

※**虚証タイプ**の多くは加齢にともなう**腎虚**によりますが、年齢によらず気虚（胃腸虚弱）とメンタル系症状（イライラ、不安、不眠など心の異常）をともなうタイプの慢性的な泌尿器系症状全般には、**清《せい》心《しん》蓮《れん》子《し》飲《いん》**が効果的な場合もあります。

⑩ 精神・神経系に関する症状

気候や天候の変化から景気の動向、さらには対人関係など、絶えずなんらかのストレスにさらされ続ける私たち。過剰なストレスは心身に不調を引き起こす要因となりますが、そうした症状ははっきり病気と診断しづらく、たとえば「気のせい」と片付けられてしまって、治療が思うように進まないケースも。

そんな「気のせい」を、「そう、**『気』**のせいです！」と診断できるのが東洋医学なのです。ココロとカラダを切り離すことなく、人間まるごと診断を行う。病気まではいっていないが「なんとなく調子の優れない状態」を**未病**※としてとらえる。そんな東洋医学だから、不定愁訴※が多いメンタル面の症状に強いのも理に適ったことといえます。

・臓器と感情の関係について

東洋医学では「肝臓」と「肝《かん》」、「心臓」と「心《しん》」など、同じようでありながらも意味の異なる言葉がよく使われます。肝臓、心臓などは文字どおり各臓器自体。では肝、心はというと、臓器自体を指す場合と、**臓器が持っている機能・働き**を意味します。

肝臓、心臓、腎臓など…**それぞれの臓器自体のこと**

■精神・神経系に関する症状について効果的な漢方薬の分類

証	処方	おもな適応
実証～中間証	柴胡加竜骨牡蠣湯《さいこかりゅうこつぼれいとう》	おもに実証タイプで精神不安がある
中間証～虚証	加味逍遙散《かみしょうようさん》	メインは血《ち》の道《みち》症からくるメンタル症状
虚証	桂枝加竜骨牡蠣湯《けいしかりゅうこつぼれいとう》	虚証タイプで精神不安がある

未病【みびょう】
「病院では病気と診断されないが、確実に調子はよくない」、そんな病気と健康の間の状態。

不定愁訴【ふていしゅうそ】
「疲れが取れない」「よく眠れない」「イライラする」など、なんとなく体調が悪いけれど、検査などをしても原因や理由がはっきりしない状態。

肝、心、腎など…臓器自体＋臓器の持つ機能・働き

精神・神経面についていえば、影響をおよぼすのは**肝**と**心**がメインになります。肝臓はイライラしたり怒ったりといった感情をコントロールする働きを持ちます。肝臓がストレスに弱い臓器であるのも、そうした点が大きく関係しています。また、肝と心は密接な関係にあり、肝の機能低下は心にも悪影響をおよぼします。情緒が乱れてイライラすると、精神的に不安定になるし、考えごともまとまりませんよね？このように心は精神、意識、思考にかかわるとされています。

精神・神経系の症状を改善するおもな漢方薬

■実証タイプ向け

基本的に、体力のある**実証タイプ**では、気のエネルギーが正しく体

をめぐらず、滞って余分な熱が生じることでイライラして怒りやすくなるなどの神経症状が生じます。こうした状態にともなう各症状を改善する処方になります。

・実証タイプ向けの精神安定剤
● 柴胡加竜骨牡蠣湯《さいこかりゅうこつぼれいとう》

精神的な不安がベースにある、比較的体力のある人の、動悸《どうき》・不安感・不眠・イライラなどの精神・神経症状、高血圧などに効果を発揮します。

選択の第一ポイントはパッと見で**「体格がよい実証タイプ」**で、精神不安があること。また、同様な神経症状はあるものの、体質が虚弱な人には**桂枝加竜骨牡蠣湯《けいしかりゅうこつぼれいとう》**（３２８ページ参照）が、さらに血の道症《※ちのみち》特有の症状があって女性の場合は**加味逍遥散《かみしょうようさん》**（３０４ページ、３２７

血の道症【ちのみちしょう】
月経、妊娠、出産、産後、更年期障害などにともなう女性ホルモンのバランスの変動によって現れる、心や体のさまざまな症状の総称。

ページ参照）が、それぞれ適していると思われます。

適するタイプ

実証から中間証（体の中に熱や湿などの余分なものが存在する、体力は比較的あるが胃腸はあまり丈夫でないケースが多い、肝の機能異常亢進※により脾の機能が低下しがち）

強度の精神神経症状※がある

※心《しん》と肝《かん》が熱を持って機能が異常に亢進しているため、見ためよりも気が小さい人が多い。また、心の機能が異常に亢進していることで、恐れの感情を担う腎の機能が低下しているケースが多く、少々のことにも驚きやすい。

■中間証から虚証タイプ向け

・**胃弱なうえ、ストレスなどで気のめぐりがさらに悪化した時に**

● 加味逍遙散《かみしょうようさん》

亢進【こうしん】
高まること。

精神神経症状【せいしんしんけいしょうじょう】
ここでは、イライラ、怒りっぽい、不安な気持ちになりやすい、動悸《どうき》・不眠がある場合をいう。

体力面では普通か少々虚弱気味で基本的に胃腸が弱いタイプの、精神・神経症状、さらにホットフラッシュ※や発汗など更年期症候群特有の症状に効果を発揮します。処方の説明については304ページをご覧ください。

適するタイプ　**中間証から虚証**（胃腸は虚弱で食欲不振傾向、疲れやすい、やせ型もしくは肥満傾向でも筋肉質ではなく水太り的な状態）

気滞※と血虚※

■虚証タイプ向け

・**虚証タイプ向けの精神安定剤**

● 桂枝加竜骨牡蠣湯《けいしかりゅうこつぼれいとう》

ホットフラッシュ【ほっとふらっしゅ】更年期障害の代表的な症状で、突然起こる一時的なほてりやのぼせのこと。

気滞【きたい】本来、全身をめぐっている気が、正しく流れめぐっていない状態。↓P.271参照。

血虚【けっきょ】体を滋養する血《けつ》が足りていない状態。↓P.269参照。

体力的に虚弱で胃腸の働きも低下している**虚証タイプ**の場合、**気**や**血**が体のすみずみまでめぐっていないことが多くなります。この際、とくに脳への供給がうまく行われず、脳機能が低下することで、不安、不眠、動悸といった**神経症状**が現れている人に有効な処方です。成人男性の場合、早漏、インポテンツ、遺精、陰萎《いんい》などメンタルが影響する性的な症状にも効果的とされます。

また、同様の神経症状があっても、比較的体力のある実証タイプの場合は**柴胡加竜骨牡蠣湯**《さいこかりゅうこつぼれいとう》（326ページ参照）を用います。

適するタイプ

虚証（胃腸が弱く疲れやすい、虚弱な小児などにも）

気滞（上半身、とくに首から上に過剰となった気が生み出す余分な熱で、のぼせ、頭痛、イライラなどの症状がある）

Drug Information

年間最大8万8000円が控除対象！「セルフメディケーション」を意識して薬選びをもっとおトクに!!

市販薬派に朗報、下がった節税のハードル

従来、医療費控除は、基本的に、1月1日からの1年間にかかった医療費の自己負担分が10万円を超えた場合に適用されます。

これに対し、2017年1月に創設された、医療費控除の特例「セルフメディケーション税制」では、スイッチOTC医薬品（7ページ参照）の購入金額が、同じく年間合計1万2000円を超えた分が控除の対象となっています。

これまで「医療機関はほぼ受診しない」「市販薬は買うけど10万円なんてとても」といった、医療費控除に無関係だった人も、新制度により、税金の還付対象になるケースが出てくるでしょう。

気になる新制度適用の条件ですが、要約すると次の3点になります。

①所得税、住民税を納付

②セルフメディケーションへの一定の取り組みを実施

③対象のスイッチOTC医薬品を、年間1万2000円を超えて購入

①については、そもそもセルフメディケーション

このマークが目印！

セルフメディケーション 税 控除対象

対象製品にはパッケージに識別マークが表示される予定です。

注）マークの表示に法的義務がないため、表示のない対象製品も存在します。

税制が所得税、住民税の控除に用いられる制度であることから、これらの税金を納めていない場合、控除のしようがありません。

②の取り組みですが、これは健康の維持増進および疾病《しっぺい》の予防のために実施される「特定健康診査」「予防接種」「定期健康診断」「健康診断」「がん検診」のうち、いずれかひとつ以上を受けていればOKです。

③は、つまり「対象となるスイッチOTC医薬品の年間の購入総額から1万2000円を差し引いた差額」が控除額になるということ。また控除額の上限は8万8000円です。

さらに年間のスイッチOTC医薬品購入総額に関しては、従来の医療費控除と同じく、同居している家族などが購入した金額分を合算することも可能です。

扶養家族などは合算できる!

セルフメディケーション税制でも、扶養家族など生計を同じくする親族などが使った金額を合わせて申告することが可能です。

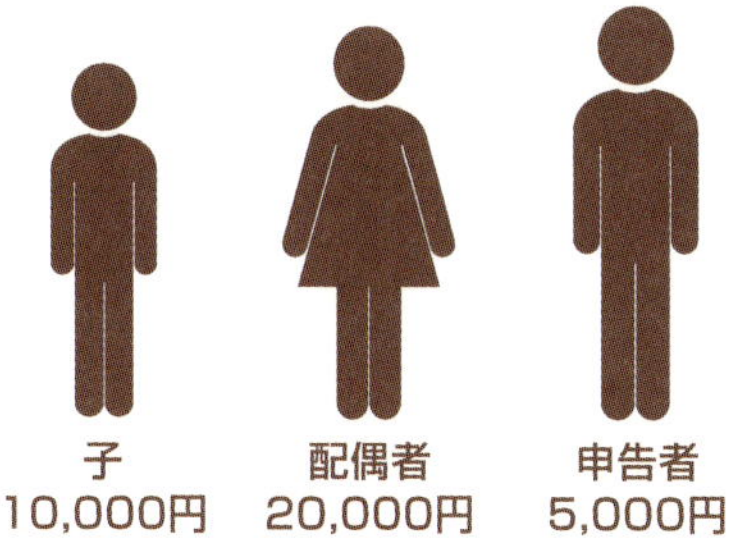

たとえば、3人家族の対象商品購入金額が、申告者5,000円、配偶者20,000円、子10,000円だった場合……

合算して35,000円で
申告者が申告可能!

そもそも医療費控除とは？

おもに医師などに診察・治療を受けた費用や、治療などに必要な医薬品（市販薬を含む）の購入費用が合計で10万円を超えた分に適用されます。かんたんにいうと、以下のとおりです。

●従来の医療費控除
↓おもに医療機関にかかった際の金額（市販薬購入額を含む）
セルフメディケーション税制（特例）
↓対象のスイッチOTC医薬品購入額のみ

下の図は、これまで医療費控除とは無縁だったご家庭が、特例の対象製品を1年間に3万円分購入したことで、特例の下限額1万2000円を超えた1万8000円が控除額となっています。

特例の対象医薬品を30,000円、その他の医療費に10,000円かかった場合

Ⓐ 特例の下限額は**12,000円**。これを超えた分が控除額になる。

Ⓑ Aさん一家の場合は、特例の下限額を差し引いた**18,000円**が控除額。

特例を利用すると、
[所得税分]
18,000円（控除額）×20%※1=3,600円
[住民税分]
18,000円（控除額）×10%※2=1,800円
→合計5,400円の節税に!

※1　課税対象所得金額330万円超～695万円以下の所得税率、20%で計算しています。
※2　住民税率は一律の10%で計算しています。

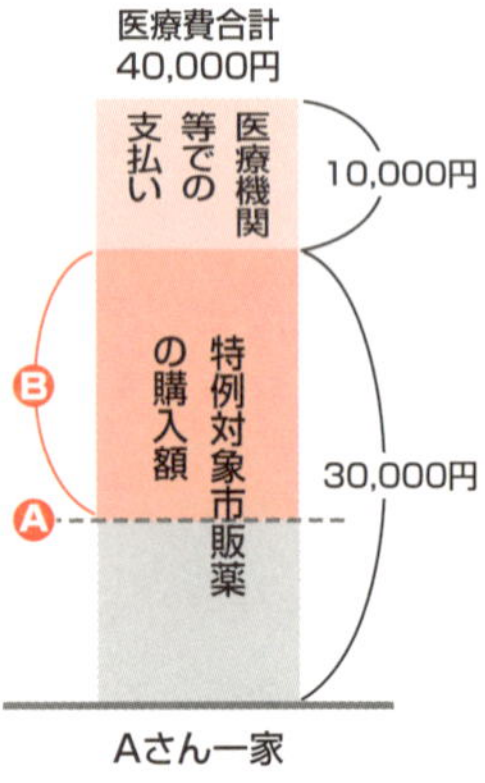

従来の制度と新制度では、どちらがおトク?

セルフメディケーション税制シュミレーション

セルフメディケーション税制でも、扶養家族など生計を同じくする親族などが使った金額を合わせて申告することが可能です。

- Ⓒ 医療費控除は**100,000円**を超えた分が控除対象。
- Ⓓ 特例の下限額は**12,000円**を超えた分が控除対象(最大88,000円分)。
- Ⓔ Bさん一家もCさん一家も、従来の医療費控除額は**50,000円**。
- Ⓕ Bさん一家の特例の控除額は**62,000円**。
- Ⓖ Cさん一家の特例の控除額は**48,000円**。

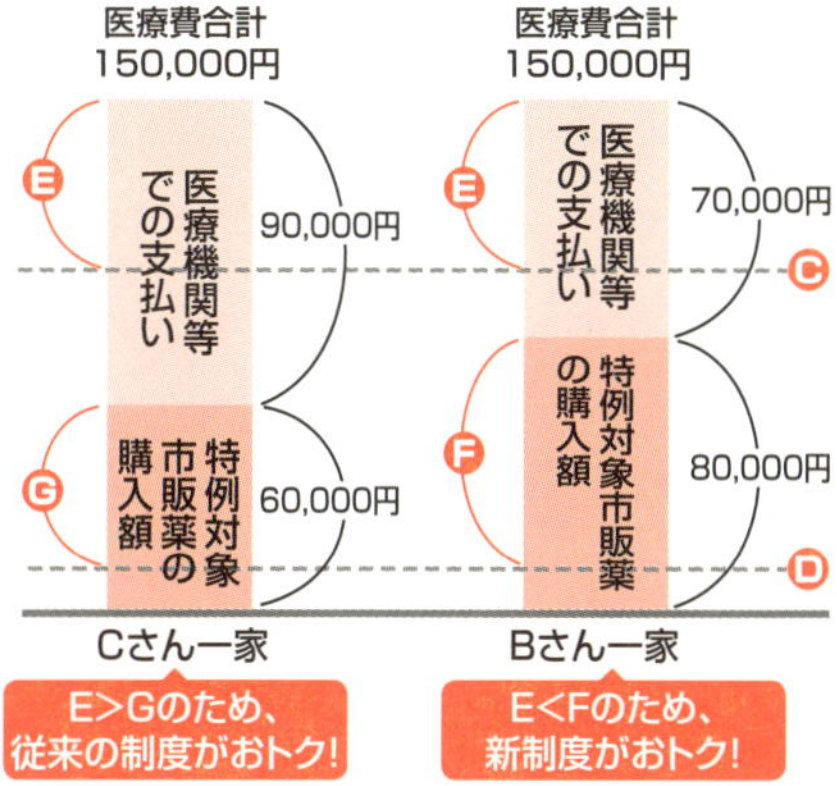

あまり病院に行かない人は新制度がおトク

上の図は、いずれも従来の医療費控除の対象となっているご家庭です。従来の控除額でみるとどちらのご家庭も5万円なのですが、Bさん一家は市販薬、しかも新制度対象製品が多いことから控除額は新制度の方が多くなっています。かたやCさん一家は医療機関を利用する機会が多いことから、控除額は従来の制度の方が多くなっています。

すなわちおトクかどうかの分かれめは、あなたの医療費のメインがスイッチOTC医薬品か、病院など医療機関なのかによるというわけです。

なお、セルフメディケーション税制を利用する場合は、購入した際のレシートや領収書が必要になりますので、捨てずに保管しておきましょう。

対象となる市販薬例

セルフメディケーション税制の対象となるのはスイッチOTC医薬品ですが、その中でも厚生労働省が定めた83成分を含むものに限られます。

対象製品は厚生労働省や各医薬品メーカーのホームページなどで確認できますが、2017年11月時点で1667品目と膨大な数のため、ある程度探してもわからない場合は、行きつけのドラッグストアなどで確認するのもよいでしょう。

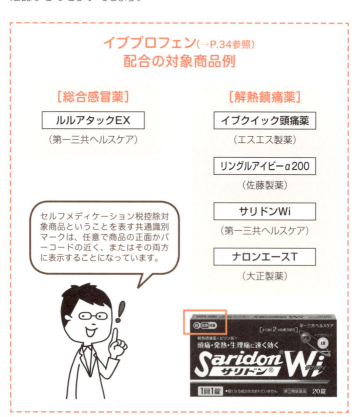

イブプロフェン(→P.34参照)配合の対象商品例

[総合感冒薬]

ルルアタックEX

(第一三共ヘルスケア)

[解熱鎮痛薬]

イブクイック頭痛薬

(エスエス製薬)

リングルアイビーα200

(佐藤製薬)

サリドンWi

(第一三共ヘルスケア)

ナロンエースT

(大正製薬)

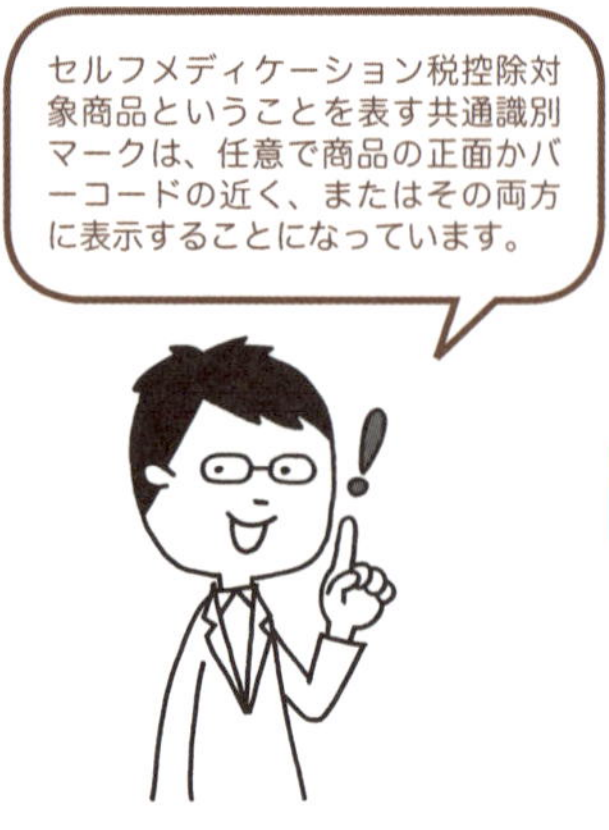
セルフメディケーション税控除対象商品ということを表す共通識別マークは、任意で商品の正面かバーコードの近く、またはその両方に表示することになっています。

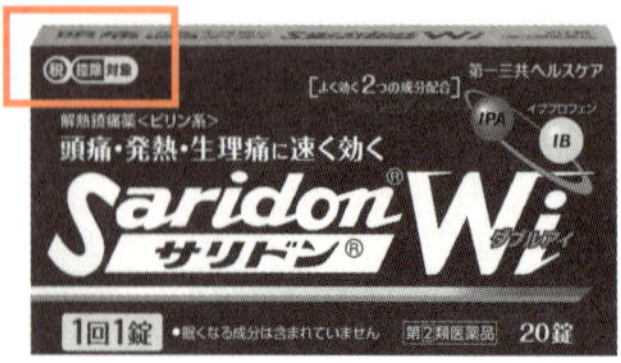

あとがき

「日本におけるセルフメディケーションの推進」とは、国を挙げての成長戦略「日本再興戦略」のなかの医療・保険分野の柱となる政策のひとつでもあります。インターネット販売の規制緩和にはじまり、２０１６年にはスイッチＯＴＣ医薬品の候補成分の要望を一般消費者からも募集したり、２０１７年からは本書でも解説した「セルフメディケーション税制」を施行するなど、近年その動きはより身近に、具体性を増しているように思われます。

こうした動きもあって、今回2年ぶりに本書の増補改訂版を刊行させていただく運びとなりました。今後も、市販薬やセルフメディケーションの理解、浸透、推進に関する新たな潮流とともに、微力ながらその流れをフォローしていければと思っています。

登録販売者　**岩井　浩**

本書に掲載の

市販薬一覧

第2章～第8章に出てきた市販薬を
カテゴリごとにまとめてご紹介。
ドラッグストア等での指名買いに便利です。

市販薬一覧の見方

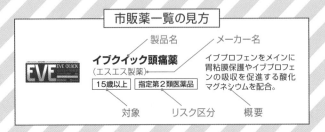

製品名　メーカー名

イブクイック頭痛薬
（エスエス製薬）
15歳以上　指定第２類医薬品

イブプロフェンをメインに胃粘膜保護やイブプロフェンの吸収を促進する酸化マグネシウムを配合。

対象　リスク区分　概要

※本データは2017年12月現在のものです。

第2章 解熱鎮痛薬 P.30

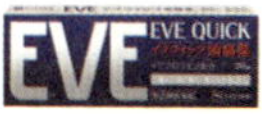

イブクイック頭痛薬
(エスエス製薬)
15歳以上 | 指定第2類医薬品
イブプロフェンをメインに胃粘膜保護やイブプロフェンの吸収を促進する酸化マグネシウムを配合。

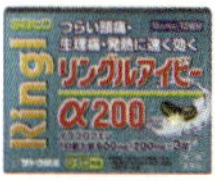

リングルアイビーα200
(佐藤製薬)
15歳以上 | 指定第2類医薬品
解熱鎮痛成分のイブプロフェンを、市販薬での最大配合量となる200mg配合。ジェルカプセルタイプ。

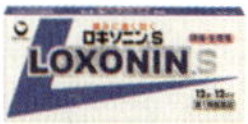

ロキソニンS
(第一三共ヘルスケア)
15歳以上 | 第1類医薬品
市販の解熱鎮痛薬の中で、もっとも痛みや腫れに効果が高いとされる成分を配合。

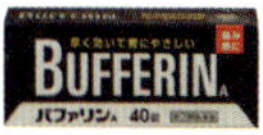

バファリンA
(ライオン)
15歳以上 | 指定第2類医薬品
アスピリン(アセチルサリチル酸)が主成分の、1963年発売のロングセラー。胃粘膜保護成分を配合した処方。

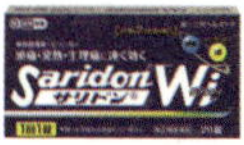

サリドンWi
(第一三共ヘルスケア)
15歳以上 | 指定第2類医薬品
イソプロピルアンチピリン(IPA)とイブプロフェン(IB)のWi(ダブルアイ)処方。

バイエルアスピリン(佐藤製薬)	15歳以上	指定第2類医薬品
ナロンエースT(大正製薬)	15歳以上	指定第2類医薬品
ノーシン(アラクス)	15歳以上	指定第2類医薬品
新セデス錠(塩野義製薬)	7歳以上	指定第2類医薬品
セデス・ハイ(塩野義製薬)	15歳以上	指定第2類医薬品
ナロンエースR(大正製薬)	15歳以上	指定第2類医薬品

第2章 鼻炎薬・点鼻薬 P.43

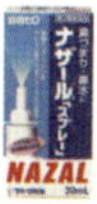

ナザール「スプレー」
(佐藤製薬)
7歳以上 | 第2類医薬品
血管収縮剤、抗ヒスタミン剤、殺菌剤を配合した従来型点鼻薬のスタンダードタイプ。

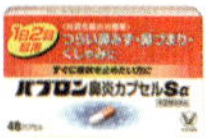

パブロン鼻炎カプセルSα
(大正製薬)
15歳以上 | 指定第2類医薬品
「速く溶ける」「ゆっくり溶ける」の2種類の顆《か》粒《りゅう》で、即効性と持続性を併せ持つ。

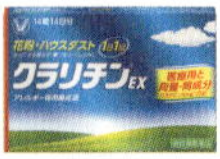

クラリチンEX
（大正製薬）
15歳以上 | 要指導医薬品

比較的、眠くなりにくいロラタジンを配合。1日1回、食後など毎日同じ時間帯に服用。

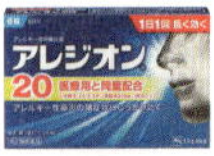

アレジオン20
（エスエス製薬）
15歳以上 | 第2類医薬品

第二世代抗ヒスタミン成分・エピナスチン塩酸塩を配合。1日1回、就寝前に服用。

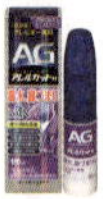

エージーノーズ アレルカットM
（第一三共ヘルスケア）
7歳以上 | 第2類医薬品

抗アレルギー成分のクロモグリク酸ナトリウム配合。患部にとどまるモイストタイプ。

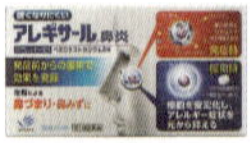

アレギサール鼻炎
（田辺三菱製薬）
15歳以上 | 第2類医薬品

花粉症に対して使用する場合は、花粉飛散開始の1～2週間前から服用することが可能。

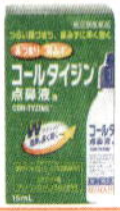

コールタイジン点鼻液a
（ジョンソン・エンド・ジョンソン）
7歳以上 | 指定第２類医薬品

鼻炎症状を改善する抗炎症成分に、ステロイド成分・プレドニゾロンを配合したタイプ。

ストナリニS（佐藤製薬）	15歳以上	第2類医薬品
新コンタック600プラス（グラクソ・スミスクライン・コンシューマー・ヘルスケア・ジャパン）	7歳以上	指定第2類医薬品
パブロン点鼻（大正製薬）	7歳以上	第2類医薬品
ザジテンAL鼻炎カプセル（グラクソ・スミスクライン・コンシューマー・ヘルスケア・ジャパン）	15歳以上	第2類医薬品
コンタック鼻炎スプレー〈季節性アレルギー専用〉（グラクソ・スミスクライン・コンシューマー・ヘルスケア・ジャパン）	18歳以上	指定第2類医薬品
ナザールαAR0.1%〈季節性アレルギー専用〉（佐藤製薬）	18歳以上	指定第2類医薬品
コルゲンコーワ鼻炎ジェット（興和）	7歳以上	第2類医薬品
ベンザ鼻炎スプレー（武田コンシューマーヘルスケア）	7歳以上	第2類医薬品

第2章 鎮咳去痰薬 P.62

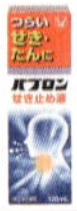

パブロンせき止め液
（大正製薬）
3ヶ月以上 | 指定第2類医薬品

鎮咳《ちんがい》成分として、ジヒドロコデインリン酸塩を使用。飲みやすい、甘さ控えめシロップ。

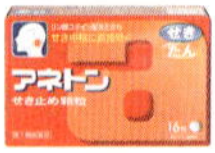

アネトンせき止め顆粒《かりゅう》
（ジョンソン・エンド・ジョンソン）
12歳以上 | 第1類医薬品

２種類の気管支拡張成分を配合し、「ゼーゼー」「ヒューヒュー」するせきにも効果的。

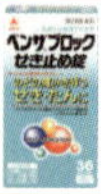

ベンザブロックせき止め錠
（武田コンシューマーヘルスケア）
12歳以上 | 指定第2類医薬品

麻薬性鎮咳成分のコデイン類と、非麻薬性鎮咳成分のノスカピンを同時に配合。メントールの香り。

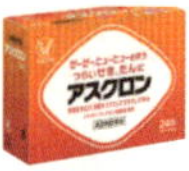

アスクロン
（大正製薬）
8歳以上 | 第2類医薬品

気管支拡張作用を持つメトキシフェナミン塩酸塩配合。喘鳴《ぜんめい》をともなうせき、痰《たん》に。微粒タイプ。

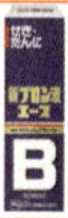

新ブロン液エース
（エスエス製薬）
8歳以上 | 指定第2類医薬品

せき止め効果の高い麻薬性鎮咳成分のコデイン類を配合した、シロップ剤の代表的製品。

アネトンせき止め液（ジョンソン・エンド・ジョンソン）	12歳以上	指定第2類医薬品
ルルせき止めミニカプセル（第一三共ヘルスケア）	8歳以上	指定第2類医薬品
エスエスブロン液L（エスエス製薬）	8歳以上	第2類医薬品
龍角散せき止め錠（龍角散）	5歳以上	指定第2類医薬品
新コルゲンコーワ咳《せき》止め透明カプセル（興和）	15歳以上	指定第2類医薬品
ストナ去たんカプセル（佐藤製薬）	8歳以上	第2類医薬品

第2章 総合感冒薬 P.77

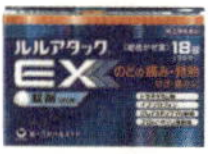

ルルアタックEX
（第一三共ヘルスケア）
15歳以上 | 指定第2類医薬品

熱や痛みの症状を抑える働きが強い、イブプロフェンやトラネキサム酸などの処方がポイント。

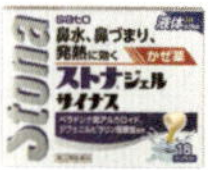

ストナジェルサイナス
（佐藤製薬）
12歳以上 | 指定第2類医薬品

とくに鼻水・鼻づまりの症状に優れた効果を発揮する処方の、ジェルカプセルタイプ。

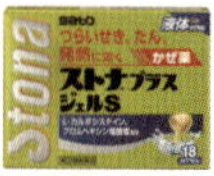

ストナプラスジェルS
（佐藤製薬）
12歳以上 | 指定第2類医薬品

2つの去痰成分配合により、とくに、せき・痰をともなうかぜに効果を発揮する総合かぜ薬。

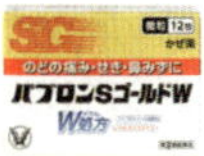

パブロンSゴールドW微粒
（大正製薬）
8歳以上 | 指定第2類医薬品

気道粘膜をクリアにする去痰成分・アンブロキソール塩酸塩などを配合。同じ処方で錠剤タイプも。

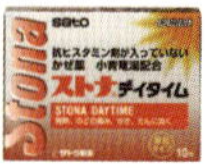

ストナデイタイム
（佐藤製薬）
12歳以上 | 指定第2類医薬品

かぜの諸症状に効く成分に漢方薬の小青竜湯を用い、眠くなる抗ヒスタミン成分を使用していない。

ベンザブロックSプラス（武田コンシューマーヘルスケア） 12歳以上 指定第2類医薬品

第3章 胃腸薬 P.88

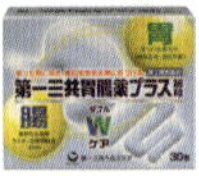

第一三共胃腸薬プラス細粒
（第一三共ヘルスケア）
3歳以上 第2類医薬品
消化酵素や健胃生薬成分配合で、胃もたれや食べすぎ・飲みすぎほか幅広い症状に有効。

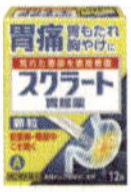

スクラート胃腸薬
（ライオン）
15歳以上 第2類医薬品
配合成分のスクラルファート水和物が、胃痛の原因となるあれた胃粘膜を直接保護・修復する。

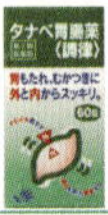

タナベ胃腸薬〈調律〉
（田辺三菱製薬）
15歳以上 第2類医薬品
胃の運動を促進する、トリメブチンマレイン酸塩を配合。弱った胃を元気にしてくれる。

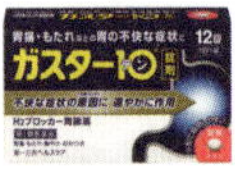

ガスター 10
（第一三共ヘルスケア）
15～79歳 第1類医薬品
胃酸分泌を止め、あれた胃粘膜の修復にも働く、ファモチジン（H2ブロッカー）を配合。

スクラート胃腸薬S（ライオン）	15歳以上	第2類医薬品
パンシロンクールNOW（ロート製薬）	15歳以上	第2類医薬品
新セルベール整胃（エーザイ）	15歳以上	第2類医薬品
新センロック（第一三共ヘルスケア）	15歳以上	第2類医薬品
サクロン（エーザイ）	8歳以上	第2類医薬品
イノセアプラス錠（佐藤製薬）	15歳以上	第2類医薬品
ブスコパンA錠（エスエス製薬）	15歳以上	第2類医薬品

第3章 便秘薬 P.103

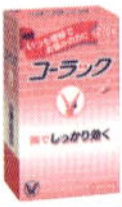

コーラック
（大正製薬）
15歳以上 第2類医薬品
配合成分のビサコジルは、大腸を刺激して腸の運動を促進。腸溶剤で効果アップ。

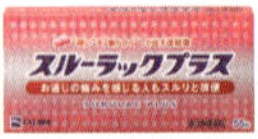

スルーラックプラス
（エスエス製薬）
15歳以上 指定第2類医薬品
便に適度な水分を与える、ジオクチルソジウムスルホサクシネートをプラス。硬い便に悩む方に。

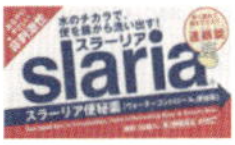

スラーリア便秘薬
（ロート製薬）
5歳以上　第3類医薬品
緩下《かんげ》作用を持つマグネシウム製剤を配合した、おなかにやさしい便秘薬。速崩性の錠剤で早く腸に届く。

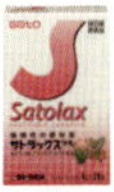

サトラックス
（佐藤製薬）
15歳以上　指定第2類医薬品
食物繊維を多く含む、オオバコ科のプランタゴ・オバタ種子がメインで、おだやかな効きめ。

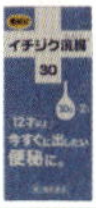

イチジク浣腸30
（イチジク製薬）
12歳以上　第2類医薬品
「今すぐ出したい！」時に。即効性が高く、排便のタイミングもコントロールしやすい。

コーラックファースト（大正製薬）	11歳以上	第2類医薬品
ビオフェルミン便秘薬（ビオフェルミン製薬）	11歳以上	第2類医薬品
スルーラックデルジェンヌ（エスエス製薬）	5歳以上	第3類医薬品
ミルマグ液（エムジーファーマ）	3歳以上	第3類医薬品
コーラックファイバー（大正製薬）	15歳以上	指定第2類医薬品
スルーラックデトファイバー（エスエス製薬）	15歳以上	指定第2類医薬品

第3章　止瀉薬・整腸薬　P.114

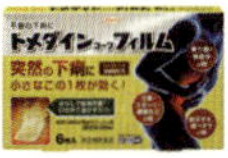

トメダインコーワフィルム
（興和）
15歳以上　指定第2類医薬品
腸の運動を強力に抑制するロペラミド塩酸塩配合で、下痢をすばやく止める。口内で溶かすフィルムタイプ。

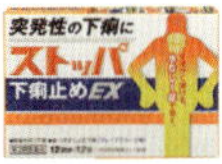

ストッパ下痢止めEX
（ライオン）
15歳以上　第2類医薬品
殺菌などに働くタンニン酸ベルベリンを配合。水なしでの服用が可能。爽やかなグレープフルーツ味。

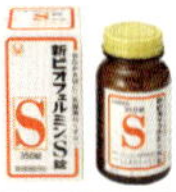

新ビオフェルミンS錠
（ビオフェルミン製薬）
5歳以上　指定医薬部外品
ヒト由来の3種類の乳酸菌がバランスよく配合され、小腸から大腸まで広く腸の調子を整える。

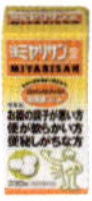

強ミヤリサン（錠）
（ミヤリサン製薬）
5歳以上　指定医薬部外品
1933年に発見された配合成分の宮入《みやいり》菌は酪酸《らくさん》菌の一種で、胃酸や熱に対する抵抗性が高い。

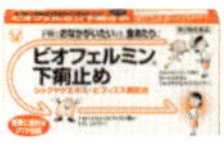

ビオフェルミン下痢止め
（ビオフェルミン製薬）
11歳以上　第2類医薬品
基本的な下痢止めの成分に加え、腹痛に効果的な生薬・シャクヤク（エキス）と、ビフィズス菌をプラス。

新タントーゼA（第一三共ヘルスケア）	5歳以上	第2類医薬品
パンラクミン錠（第一三共ヘルスケア）	5歳以上	指定医薬部外品
ワカ末止瀉薬錠（クラシエ薬品）	8歳以上	第2類医薬品
ビオフェルミン止瀉薬（ビオフェルミン製薬）	5歳以上	第2類医薬品

第4章 外用消炎鎮痛薬 P.128

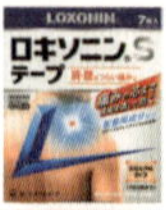

ロキソニンSテープ
（第一三共ヘルスケア）
15歳以上 ｜ 要指導医薬品

市販薬で初、優れた鎮痛消炎効果のロキソプロフェンナトリウム水和物を医療用と同量配合。

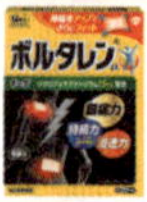

ボルタレンEXテープ
（グラクソ・スミスクライン・コンシューマー・ヘルスケア・ジャパン）
15歳以上 ｜ 第2類医薬品

市販薬で使える成分の中では痛みや炎症を抑える効果が高い、ジクロフェナクナトリウムを配合。

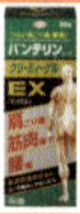

バンテリンコーワクリーミィーゲルEX
（興和）
11歳以上 ｜ 第2類医薬品

主成分のインドメタシンに血流促進成分をプラス。ゲル剤の浸透性とクリーム剤の使用感を兼ね備える。

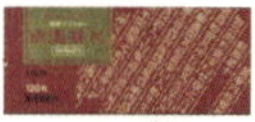

点温膏《てんうんこう》K
（クラシエ薬品）
年齢制限非表示 ｜ 第3類医薬品

お灸のようにピンポイントで温めて刺激することが可能な、温感タイプのプラスター剤。

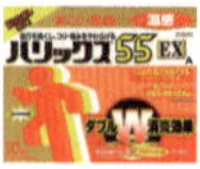

ハリックス55EX温感A
（ライオン）
年齢制限非表示 ｜ 第3類医薬品

サリチル酸系など2種類の消炎成分とトウガラシエキスを使用した、温熱感のあるパップ剤。

サロメチールFBゲルα（佐藤製薬）	15歳以上	第2類医薬品
バンテリンコーワ新ミニパット（興和）	15歳以上	第2類医薬品
ハリックス55EX冷感A（ライオン）	年齢制限非表示	第3類医薬品
ニューアンメルツヨコヨコA（小林製薬）	年齢制限非表示	第3類医薬品
トクホンエース ホット（大正製薬）	13歳以上	第3類医薬品

第5章 点眼薬 P.142

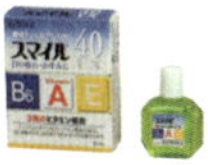

スマイル40EX
（ライオン）
年齢制限非表示 第2類医薬品

疲れ、かすみ、かゆみ、充血など一般的な目の症状を広く押さえたスタンダードタイプ。

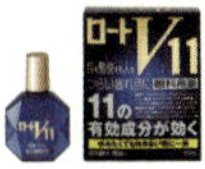

ロートV11
（ロート製薬）
年齢制限非表示 第2類医薬品

抗炎症成分3種をはじめとした、計11種類の有効成分をバランスよく配合。炎症を抑え、ピント調節も。

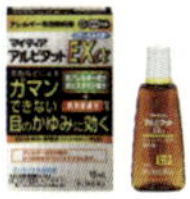

マイティアアルピタットEXα
（千寿製薬）
7歳以上 第2類医薬品

花粉などによるアレルギー症状を抑える。抗炎症成分として、プラノプロフェンを配合。

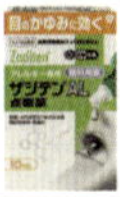

ザジテンAL点眼薬
（グラクソ・スミスクライン・コンシューマー・ヘルスケア・ジャパン）
1歳以上 第2類医薬品

抗アレルギー成分・ケトチフェンフマル酸塩配合の、「アレルギー専用眼科用薬」。

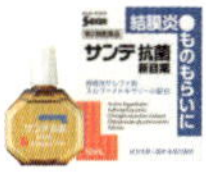

サンテ抗菌新目薬
（参天製薬）
年齢制限非表示 第2類医薬品

抗菌成分のサルファ剤（スルファメトキサゾール）配合で、結膜炎やものもらいに有効。

ロート デジアイ（ロート製薬）	年齢制限非表示	第2類医薬品
サンテFXネオ（参天製薬）	年齢制限非表示	第2類医薬品
ロートリセb（ロート製薬）	年齢制限非表示	第2類医薬品
サンテメディカル12（参天製薬）	年齢制限非表示	第2類医薬品
サンテPC（参天製薬）	年齢制限非表示	第2類医薬品
大学目薬（参天製薬）	年齢制限非表示	第2類医薬品
ロート アルガード クリアブロックEXa（ロート製薬）	年齢制限非表示	第2類医薬品
エージーアイズ アレルカット（第一三共ヘルスケア）	年齢制限非表示	第2類医薬品
スマイル40プレミアム（ライオン）	年齢制限非表示	第2類医薬品
サンテ ビオ（参天製薬）	年齢制限非表示	第2類医薬品
ロート抗菌目薬EX（ロート製薬）	4ヶ月以上	第2類医薬品
抗菌アイリス使いきり（大正製薬）	年齢制限非表示	第2類医薬品

第5章 口内炎薬 P.159

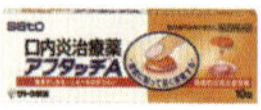

アフタッチA
（佐藤製薬）
5歳以上 ｜ 指定第2類医薬品

効果の高いステロイド成分・トリアムシノロンアセトニド配合の、貼り付けるタイプ。

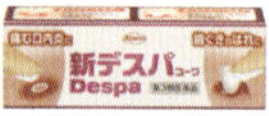

新デスパコーワ
（興和）
年齢制限非表示 ｜ 第3類医薬品

抗炎症成分のほか殺菌成分も配合し、口内炎、歯肉炎・歯槽膿漏《しそうのうろう》などに効果を発揮。

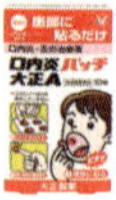

口内炎パッチ大正A
（大正製薬）
5歳以上 ｜ 第3類医薬品

抗炎症成分にシコンとグリチルレチン酸を配合。口内に貼っても、唾液で流れにくい。5歳から使用可。

トラフル錠（第一三共ヘルスケア） 7歳以上 ｜ 第3類医薬品

デントヘルスR（ライオン） 年齢制限非表示 ｜ 第3類医薬品

第5章 かゆみ止め・きず薬 P.165

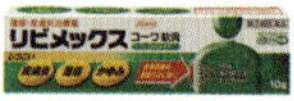

リビメックスコーワ軟膏
（興和）
年齢制限非表示 ｜ 指定第2類医薬品

アンテドラッグ・ステロイド成分のプレドニゾロン吉草酸エステル酢酸エステル配合。

テレスHi軟膏S
（ジョンソン・エンド・ジョンソン）
年齢制限非表示 ｜ 指定第2類医薬品

湿疹《しっしん》・皮ふ炎薬。ステロイド成分に加え、かゆみ止め成分のクロタミトンなどを配合。

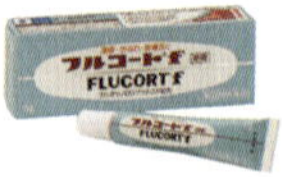

フルコートf
（田辺三菱製薬）
年齢制限非表示 ｜ 指定第2類医薬品

市販薬で使用可能な成分の中ではとくに効きめのシャープなステロイド成分を使用した、湿疹・皮ふ炎薬。

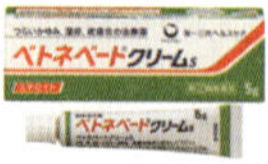

ベトネベートクリームS
（第一三共ヘルスケア）
年齢制限非表示 ｜ 指定第2類医薬品

湿疹・皮ふ炎の薬。抗炎症成分に、ステロイド成分のベタメタゾン吉草酸エステルを配合。

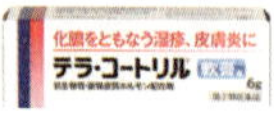

テラ・コートリル軟膏a
（ジョンソン・エンド・ジョンソン）
年齢制限非表示 ｜ 指定第2類医薬品

ステロイド成分と抗生物質の配合により、化膿をともなう湿疹・皮ふ炎に効果を発揮。

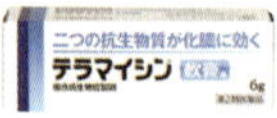

テラマイシン軟膏a
（ジョンソン・エンド・ジョンソン）
年齢制限非表示 ｜ 第2類医薬品

効く菌の範囲が広いテトラサイクリン系の抗生物質がメインの、化膿性皮ふ疾患薬。

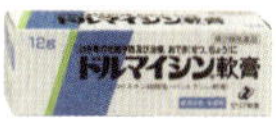

ドルマイシン軟膏
（ゼリア新薬工業）
年齢制限非表示　第2類医薬品
化膿性皮ふ疾患の薬。2種類の抗生物質配合で、多くの菌に対して抗菌作用を示す。

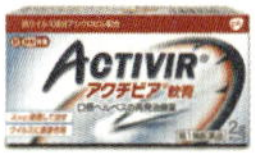

アクチビア軟膏
（グラクソ・スミスクライン・コンシューマー・ヘルスケア・ジャパン）
6歳以上　第1類医薬品
抗ウイルス成分・アシクロビルを配合した、口唇ヘルペスの再発に有効な治療薬。初感染者は医師の診断を。

クロマイ-P軟膏AS（第一三共ヘルスケア）　年齢制限非表示　指定第2類医薬品

ベトネベートN軟膏AS（第一三共ヘルスケア）　年齢制限非表示　指定第2類医薬品

ヘルペシアクリーム（大正製薬）　6歳以上　第1類医薬品

アラセナSクリーム（佐藤製薬）　6歳以上　第1類医薬品

第5章　水虫・たむしの薬　P.179

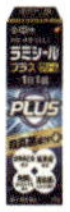

ラミシールプラス クリーム
（グラクソ・スミスクライン・コンシューマー・ヘルスケア・ジャパン）
年齢制限非表示　指定第2類医薬品
ジュクジュク、ゴワゴワタイプの水虫向け。抗真菌成分にテルビナフィン塩酸塩を配合。24時間、効果が持続。

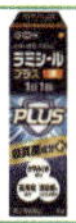

ラミシールプラス 液
（グラクソ・スミスクライン・コンシューマー・ヘルスケア・ジャパン）
年齢制限非表示　指定第2類医薬品
抗真菌成分に、テルビナフィン塩酸塩を配合。1日1回で24時間、効果が持続。カサカサタイプの水虫に。

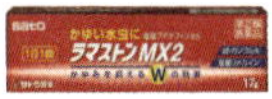

ラマストンMX2
（佐藤製薬）
年齢制限非表示　指定第2類医薬品
ブテナフィン塩酸塩を配合。1日1回で24時間効果が持続。ジュクジュクした足の指間の水虫に効果的。

ダマリングランデX（大正製薬）　年齢制限非表示　指定第2類医薬品

第6章　滋養強壮保健薬　P.190

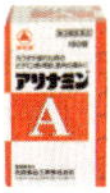

アリナミンA
（武田コンシューマーヘルスケア）
7歳以上　第3類医薬品
疲れ・だるさに効果を発揮するビタミンB_1主剤。主成分のフルスルチアミンは吸収のよいB_1誘導体。

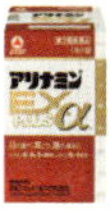

アリナミンEXプラスα
（武田コンシューマーヘルスケア）
15歳以上　第3類医薬品
目、肩、腰のつらい症状に効果を現す、ビタミンB_1・B_6・B_{12}製剤。ビタミンB_2、ビタミンEも配合。

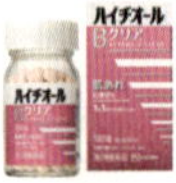

ハイチオールBクリア
（エスエス製薬）
11歳以上 | 第3類医薬品

アミノ酸のL-システインとビタミンB_2・B_6配合で、肌あれ、にきび、口内炎を緩和。

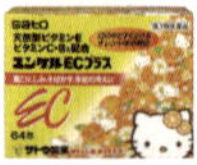

ユンケルECプラス
（佐藤製薬）
7歳以上 | 第3類医薬品

天然型ビタミンE、ビタミンCを配合。しみ・そばかすなどの緩和に効果を発揮。飲みやすいオレンジ味。

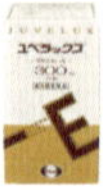

ユベラックス
（エーザイ）
15歳以上 | 第3類医薬品

ビタミンEの中でもっとも吸収のよい、天然ビタミンE（d-α-トコフェロール）を配合。

キューピーコーワゴールドα-プラス（興和）	15歳以上	第3類医薬品
エスファイトゴールド（エスエス製薬）	5歳以上	第3類医薬品
ユンケル黄帝液（佐藤製薬）	15歳以上	第2類医薬品
チョコラBBプラス（エーザイ）	15歳以上	第3類医薬品
新エバユースB26（第一三共ヘルスケア）	7歳以上	第3類医薬品
ビトン-ハイECB2（第一三共ヘルスケア）	7歳以上	第3類医薬品
ハイシーホワイト2（武田コンシューマーヘルスケア）	15歳以上	第3類医薬品
ハイシー L（武田コンシューマーヘルスケア）	7歳以上	第3類医薬品
ビタミンC「タケダ」（武田コンシューマーヘルスケア）	7歳以上	第3類医薬品
ビタミンC「イワキ」（岩城製薬）	15歳以上	第3類医薬品
ハイチオールCプラス（エスエス製薬）	7歳以上	第3類医薬品
ハイチオールCホワイティア（エスエス製薬）	7歳以上	第3類医薬品
ユンケルEナトール（佐藤製薬）	15歳以上	第3類医薬品
ネーブルファイン（エスエス製薬）	15歳以上	第3類医薬品

第7章 乗り物酔い薬 P.206

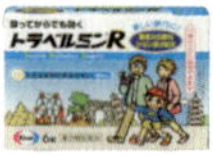

トラベルミンR
（エーザイ）
11歳以上 | 第2類医薬品

眠くなりにくい抗めまい成分の、ジフェニドール塩酸塩を配合。11歳から服用可能。

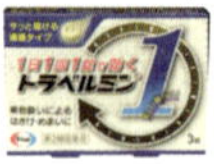

トラベルミン1
（エーザイ）
15歳以上 | 第2類医薬品

1日1回1錠の服用で効果を発揮。サッと溶ける速崩タイプなので、水なしでの服用が可能。

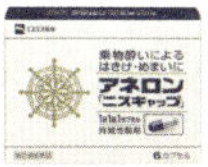

アネロン「ニスキャップ」
（エスエス製薬）
15歳以上　指定第2類医薬品

1日1回の服用で、長時間効果が持続。5種類の有効成分が配合されたカプセルタイプ。

パンシロントラベルSP（ロート製薬）　7歳以上　第2類医薬品

第7章 痔疾用薬 P.214

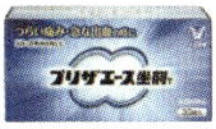

プリザエース坐剤T
（大正製薬）
15歳以上　指定第2類医薬品

抗炎症成分に効きめのよいステロイド成分・ヒドロコルチゾン酢酸エステルを配合。

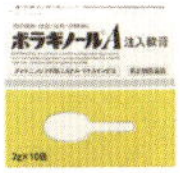

ボラギノールA注入軟膏
（天藤製薬）
15歳以上　指定第2類医薬品

優れた抗炎症作用があるステロイド成分を配合。注入と塗布の2WAYタイプ。肛門内部・外部の痔に使用できる。

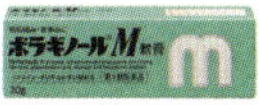

ボラギノールM軟膏
（天藤製薬）
15歳以上　第2類医薬品

抗炎症成分にグリチルレチン酸が使用された、ステロイド成分非配合タイプ。肛門付近の痛み・かゆみに。

プリザS坐剤（大正製薬）　15歳以上　指定第2類医薬品

プリザS軟膏（大正製薬）　年齢制限非表示　指定第2類医薬品

ボラギノールA坐剤（天藤製薬）　15歳以上　指定第2類医薬品

ボラギノールA軟膏（天藤製薬）　15歳以上　指定第2類医薬品

ボラギノールM坐剤（天藤製薬）　15歳以上　第2類医薬品

第7章 スキンケア用薬 P.226

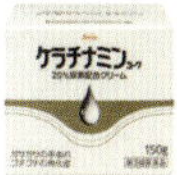

ケラチナミンコーワ20%尿素配合クリーム
（興和）
15歳以上　第3類医薬品

20%含有の尿素が、皮ふをなめらかにみずみずしくさせ、あれた肌を正常な状態に治す。

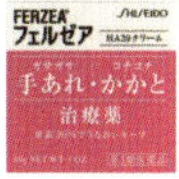

フェルゼアHA20クリーム
（資生堂薬品）
15歳以上　第3類医薬品

体内の水分を引き寄せて皮ふにうるおいを与える尿素を20%配合し、ビタミンEも含有。

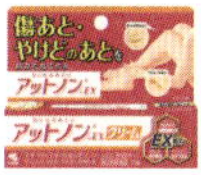

アットノンEX クリーム
（小林製薬）
年齢制限非表示　第2類医薬品

ヘパリン類似物質配合により、きずあと・ヤケドのあとを目立たなくする。さらっとしたジェルタイプも。

第7章 強心・脂質改善・尿・物忘れの薬 P.232

強心

赤井筒薬　亀田六神丸（亀田利三郎薬舗）　15歳以上　第2類医薬品

高コレステロール改善

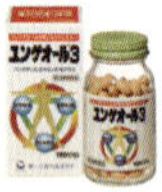

ユンゲオール3
（第一三共ヘルスケア）
15歳以上　第3類医薬品

パンテチン、ソイステロール、天然型ビタミンEを配合した、血清高コレステロール改善薬。

ドルチトール（小林製薬）　15歳以上　第3類医薬品

尿トラブル

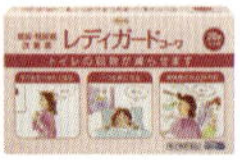

レディガードコーワ細粒
（興和）
15歳以上女性　指定第2類医薬品

フラボキサート塩酸塩配合。膀胱機能を調整し、過敏な状態を正常にする女性用の頻尿・残尿感改善薬。

ボーコレン（小林製薬）　5歳以上　第3類医薬品

ジェントスルーコーワ（興和）　15歳以上　指定第2類医薬品

ユリナールb（小林製薬）　15歳以上　第2類医薬品

物忘れ

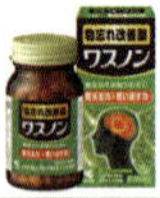

ワスノン
（小林製薬）
15歳以上　第3類医薬品

中年期以降の物忘れの改善薬。古来、中国で用いられている生薬・オンジエキスEX配合。

アレデル顆粒（クラシエ薬品）　15歳以上　第3類医薬品

第7章 その他の悩みに関する薬 P.241

睡眠

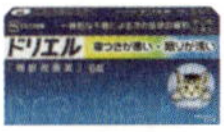

ドリエル
（エスエス製薬）
15歳以上｜指定第2類医薬品
抗ヒスタミン成分のジフェンヒドラミン塩酸塩を配合した睡眠改善薬。試しやすい3日分と6日分がある。

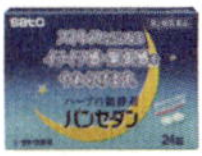

パンセダン
（佐藤製薬）
15歳以上｜第2類医薬品
催眠鎮静薬。パッシフローラ、セイヨウヤドリギなど鎮静効果の高い生薬エキスを配合。

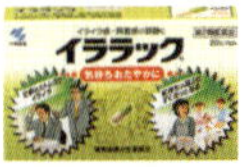

イララック
（小林製薬）
15歳以上｜第2類医薬品
鎮静作用を持つホップ、チョウトウコウエキスなどの生薬エキスを配合した鎮静薬。

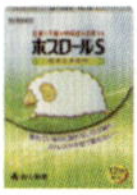

ホスロールS
（救心製薬）
15歳以上｜第2類医薬品
催眠鎮静薬。漢方の精神安定剤・酸棗仁湯《さんそうにんとう》のエキス製剤。顆粒《かりゅう》タイプ。

発毛

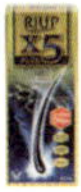

リアップX5プラスローション
（大正製薬）
20歳以上男性｜第1類医薬品
市販薬で使用できる唯一の発毛成分である、ミノキシジルを5%配合。男性向け。

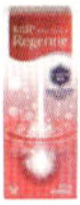

リアップリジェンヌ
（大正製薬）
20歳以上女性｜第1類医薬品
有効成分ミノキシジルを1%配合した女性用発毛剤。頭皮環境を重視した処方。

禁煙

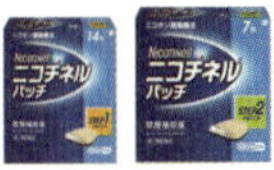

ニコチネルパッチ
（グラクソ・スミスクライン・コンシューマー・ヘルスケア・ジャパン）
喫煙者｜第1類医薬品
ニコチン置換療法のための禁煙補助薬。主成分はニコチン。シンプルな2ステッププログラム。

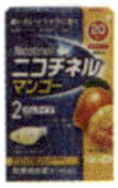

ニコチネルガム
（グラクソ・スミスクライン・コンシューマー・ヘルスケア・ジャパン）
喫煙者｜指定第2類医薬品
ニコチン置換療法のためのガムタイプの禁煙補助薬。ペパーミント、マンゴー、スペアミントの3つの風味。

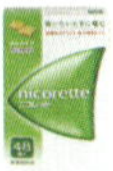

ニコレット
（ジョンソン・エンド・ジョンソン）
喫煙者｜指定第2類医薬品
ニコチンを主成分とするニコチン置換療法のための禁煙補助薬。剤形はガムタイプのみ。

第8章 漢方薬　P.276

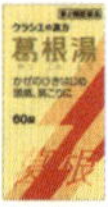

葛根湯エキス錠クラシエ
（クラシエ薬品）
5歳以上　第2類医薬品

日本ではすっかり「かぜ薬」のイメージだが、寒いからくるかぜのひきはじめに効果的。肩こりにも◯。

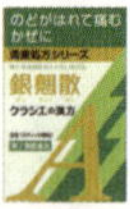

銀翹散エキス顆粒Aクラシエ
（クラシエ薬品）
5歳以上　第2類医薬品

アジアでは葛根湯よりメジャーなかぜ薬。熱、のどの痛みなどがメインの「熱いかぜ」に大変効果的。

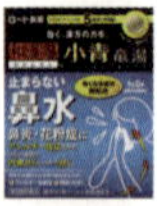

新・ロート小青竜湯錠II
（ロート製薬）
5歳以上　第2類医薬品

水っぽくサラサラした鼻水が垂れる、鼻炎症状がメインの「寒いかぜ」に有効。試しやすいサイズ。

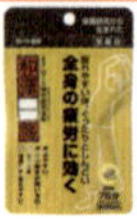

ロート補中益気湯錠
（ロート製薬）
5歳以上　第2類医薬品

もともと虚弱な疲れやすい人に。胃腸が弱く食欲がないタイプ向け。1週間分と3週間分のラインナップ。

かぜに　P.276

葛根湯（かっこんとう）
桂枝湯（けいしとう）
小青竜湯（しょうせいりゅうとう）

銀翹散（ぎんぎょうさん）
柴胡桂枝湯（さいこけいしとう）
麦門冬湯（ばくもんどうとう）

鼻炎・花粉症に　P.284

小青竜湯（しょうせいりゅうとう）

葛根湯加川芎辛夷（かっこんとうかせんきゅうしんい）

胃腸が弱った時に　P.286

六君子湯（りっくんしとう）
五苓散（ごれいさん）

半夏瀉心湯（はんげしゃしんとう）

疲れ・だるさに　P.292

補中益気湯《ほちゅうえっきとう》

八味地黄丸《はちみじおうがん》

関節・筋肉の痛みに　P.296

防已黄耆湯《ぼういおうぎとう》

芍薬甘草湯《しゃくやくかんぞうとう》

八味地黄丸《はちみじおうがん》

女性に多い悩みに　P.300

当帰芍薬散《とうきしゃくやくさん》

加味逍遙散《かみしょうようさん》

桂枝茯苓丸《けいしぶくりょうがん》

皮ふの悩みに　P.306

十味敗毒湯《じゅうみはいどくとう》

消風散《しょうふうさん》

清上防風湯《せいじょうぼうふうとう》

温清飲《うんせいいん》

便秘・肥満に　P.311

大柴胡湯《たいさいことう》

桃核承気湯《とうかくじょうきとう》

防風通聖散《ぼうふうつうしょうさん》

桂枝加芍薬大黄湯《けいしかしゃくやくだいおうとう》

泌尿器系の改善に　P.317

猪苓湯《ちょれいとう》

八味地黄丸《はちみじおうがん》

竜胆瀉肝湯《りゅうたんしゃかんとう》

牛車腎気丸《ごしゃじんきがん》

心の悩みに　P.323

柴胡加竜骨牡蠣湯《さいこかりゅうこつぼれいとう》

桂枝加竜骨牡蠣湯《けいしかりゅうこつぼれいとう》

加味逍遙散《かみしょうようさん》

●著者
岩井 浩　Hiroshi Iwai

1968年、東京生まれ。日本大学理工学部工業化学科卒業後、広告代理店に入社。営業・制作を担当。3年間の勤務後、ドラッグストアに転職。勤続5年半の間に『一般の人の漢方への不理解』を痛感し、「漢方の本を出さねば！」と出版社に転職。3年半の在職中、編集・取材業務に携わり、編集長や新雑誌の創刊なども経験。退社後は企画制作プロダクション「阿佐ヶ谷制作所」を立ち上げ、医薬・健康系をメインに企画・制作に携わり、現在に至る。医薬品登録販売者、中医薬膳師、毒物劇物取扱責任者の資格を所持。

●監修
増田光徳　Mitsunori Masuda

埼玉県出身、北里大学薬学部卒業、薬剤師。ドラッグストア、ディスカウントストアの医薬品部門など、OTC一筋で経歴は14年。接客とともにバイヤーとして売れ筋の仕入れや商談、棚割り作成など、また現場の管理薬剤師として医薬品の業務全般に携わる。百薬の長たるアレが好物。

増補改訂版《ぞうほかいていばん》 市販薬《しはんやく》は成分表示《せいぶんひょうじ》だけ見《み》ればいい
専門家《せんもんか》が教《おし》える 最新成分《さいしんせいぶん》から漢方《かんぽう》まで
“もっと効《き》く”薬《くすり》の選《えら》び方《かた》

NDC499.1

2018年1月25日　発行

著　者　岩井 浩《いわい ひろし》
監　修　増田光徳《ますだみつのり》
発行者　小川雄一
発行所　株式会社 誠文堂新光社
〒113-0033
東京都文京区本郷3-3-11
（編集）電話 03-5800-5753
（販売）電話 03-5800-5780
http://www.seibundo-shinkosha.net/

印刷所　星野精版印刷 株式会社
製本所　和光堂 株式会社

イラスト　島内美和子
装丁　清水佳子
本文デザイン　清水佳子　高 八重子
校正　みね工房
編集制作　株式会社童夢

ISBN978-4-416-61821-9